JN209621

Facilitation introduction

精神科看護 事例検討 ファシリテーション入門

監修

日本精神科看護協会

編著

末安 民生 岩手医科大学
西池 絵衣子 兵庫県立大学

中山書店

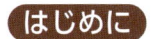

人とケア—かかわりを探求する事例検討—

　ケアという言葉にはやさしい響きがある.

　ケアという言葉はいろいろな人との出会い，そのときの時間や情景をよび起こす力がある．ケアは一対一の人のつながりを超えて，地域と地域，国と国とを結びつける広がりのある言葉でもある．ケアが地域や国を動かすことがある．人々を助ける大きなうねりになる動きの根底では，ケアが力を発揮している．身近で起こる残酷な出来事の背景では，人から人へのケアが途切れているのではないかと思う．日本にいると遠い国々のことのようにとらえてしまう難民問題や宗教的対立は，人種問題や国家間の対立の問題とされるが，最後に行きつくのは「人の暮らしをどうとらえるか」という問題だ.

　近くても遠くても，人が暮らすことによってさまざまな軋轢や葛藤が生まれることは共通している．軋轢や葛藤があっても，人々は何とか生き抜いていこうとしている．自分が困っていても，周りにケアが必要な人がいたら助けようとする．だが，いつも人を助けられるとは限らない．心配なのに見て見ぬふりをしなくてはならないときがある．心配なのに助けられない，何とか助けられないものなのかと心苦しく思いながら過ごすことになる．時間もお金もないときにできるのは，気持ちを分かち合うことだ．気持ちを分かち合うためには，語り合わなくてはならない．インターネットの広がりは，国境を越えて語り合うことができる時代をつくった．通信機能が高まり，通信機械が安価となり，通信方法も携帯端末など手軽で便利になったからこそできることだ.

　しかし，看護師にとって最も身近なこと，患者ケアにおいては，語り合いを助ける便利な道具があるわけではない．一方で，患者にも，患者を助ける看護師にも，ますます助けが必要になっている.

　「かかわりが難しい患者」との関係性を語り合うことは難しいが，方法はある．その一つが事例検討である．事例検討は，発達したインターネットのように個人ができることの限界に直面したときのように，一気に世界とつながることはできないが，助ける人同士が気持ちを分かち合い，語り合うことによって，解決する方法を見出していくことができる.

　「かかわりが難しい患者」へのケアは，劇的な回復・改善が起きることは少なく，むしろ患者へのかかわりがマイナスな影響しか与えていないような気持ちになることもある．看護師は，何とかそこで踏みとどまる．治療には限りがある患者にも時間をかけ，安全な環境を提供し，安眠や栄養を確保して，スタッフで支え合いながらもちこたえ，安定や安静が訪れることに期待をかける.

　事例検討は，このようになかなか見通しが得られない状況を，グループで語り合う．語り

合うことで看護師たちは支え合い，解決を生み出せるまで繰り返す．そして，新しい気づきやケア方法の糸口がみつかるのを待つのである．待っていられるのは，「次の展開を事例検討によってつくりだせる」と信じているからである．その結果，事例検討によって，患者の病状の回復や家族との関係改善が図られ，葛藤に苦しむ患者とのあいだに新たな関係が開かれていく．そのときどきの新鮮な体験が，看護師の次のケアの動機を生んでいるといえる．看護師の内部に起きる「ケアへの動機づけの形成」は，語り合われることで，確かなものになっていく．

　看護師が集団主義になることへの批判がある．その一方で，看護師は集団でお互いを守っているからこそ，精神障害という過酷な状況にある患者を助け続けられる力も得ている．集団でいることに依存しすぎず，集団のなかの個人を大切にすることができるのも，事例検討のようなグループでの支え合いである．

　事例検討では，事例のなかで，そのときどきに起きていることの意味を見過ごさず，その場で確かめられなかったことがあっても，振り返りながら前に向かって，ためらわずに進んでいくことができる．事例検討はケアを通して，自らの看護師としての誇りを見出していく力を与えて続けていくだろう．

執筆者を代表して　**末安民生**

Contents

付録 西池絵衣子

おわりに

1章

事例検討とは何か

なぜ事例検討を大切にするのか
―気がかり，手がかり，足がかり―

事例検討と実践を続ける力

事例検討はケアの場面で直面した，かかわりが難しい患者とのあいだで何が起こっていたのかを，参加者とともに振り返り，より望ましいケアをめざしていこうとするグループでの活動である．

事例検討の方法

事例検討の方法は，話し合いである．事例検討で話し合う内容は，患者について（病状や言動，治療，ケアなど）だけでなく，患者をめぐるすべての人やかかわり（どこで暮らし，誰の養育を受けたのか，友達はいたのか，など）も含まれる．

事例の「かかわりが難しい患者に対するケア」について，参加者は自分のケアの体験を重ね合わせ，「気がかり」★¹として感じたことを率直に発言し，参加者全員で話し合う．例えば，気がかりとなったかかわりが，一見小さなものにみえたとしても，事例検討で話し合われると，さまざまな背景や，気づいていなかった意味を発見することがある．

参加者全員で「かかわりが困難な状況」を正確に把握し，共有することによって，新しいケアへの展開を図る．

★1：2章「1.ケアがうまくいかないと感じるとき」p.12を参照．

■ 事例検討のテーマ

「患者―看護師」の関係では，受けとめることに負担を感じるような重い事実や，やり遂げられなかったケアへの思い，病院組織として対処しなくてはならないような危機対応策も，事例検討の重要なテーマになることもある（「column」p.3を参照）．また，話し合いの対象が，事例提供者や参加者の人柄，個性にまで及ぶこともある．参加者は看護師としてだけではなく，自分の年齢に応じた見識を示さなくてはならないことも起こりうる．また，参加者が特定の患者，特定の看護師に対して，怒りの感情などを表現したときは，ファシリテーターがよびかけて，事例提供者に事実関係を慎重に聞き取り，話し合う．

最終的な事例検討の目的は，「看護師のケアの継続が可能となるように，方向性を見極めるための話し合い」が行われることである．

Point
事例検討にはいくつかの約束がある．例えば，事例提供者は自分が検討したいと思える事例を提出することや，参加者は自分のケアの体験をもとにして発言することなどである．

column

スタッフのケアや早急の対応などが求められる事例

　事例検討のテーマが，患者や看護師に対する繰り返される暴力行為，連続する激しい自傷行為など，事例提供者だけでなく，スタッフ全体が疲弊し，傷ついている場合は，新しいケアの展開の方向性や発見の可能性についての話し合いは難しく，なかなか話の展開が得られにくくなる．

　このような場合は，事例検討会の開催目的に「スタッフのケア」の要素が加えられるため，当事者であるスタッフに，できるだけ事例検討会に参加してもらうことが望まれる．そのため，病棟で事例検討会が開催されることがある．

　また，医療者に訴えを繰り返す患者の家族の対応に困っている事例や，逆に，家族が患者とのかかわりをかたくなに拒絶したり，虐待が疑われたり（実際に行われていたり）する場合などは，より早急に具体的な対応ができるように，ケア計画にまで踏み込んだ事例検討を実施することがある．

　その他，自殺した患者や，退院し再び会う機会がないとわかっている患者について，事例提供されることもある．このような場合には，看護師の感情が揺さぶられたままの状態になっていることもあるため，誰かがその気持ちを受けとめなければならないことがある．その受けとめ方法は，事例検討におけるグループによる支持がよいのか，個別に話を聞けばよいのかを，主催者やファシリテーターが，事例提供者や必要に応じて事例提供者の上司と相談をすることもある．

事例検討で得られる「示唆」

　事例検討では前述したとおり，患者への「気がかり」をもとにして，話し合いが行われる．事例検討のはじまりでは事例提供者の行っているケアに対し，「行っている理由」と「行っていない理由」を確かめる質問が多い．これは，患者にかかわる事例提供者の姿がより鮮明になると，新たなケアの「手がかり」を探求していくための素地がみえてくるからである．一つひとつのケアがもつ意味が語り合われることを通して，膠着した状況の「打開策」や，望ましいケアの可能性がみえはじめ，事例提供者は何らかの示唆を得る．

　ただし，示唆を得ることができても，臨床状況が複雑なとき★2や，医療チーム内の関係性に問題があるときなどは，ケアの実現への足かせとなることがある．このようなときには，事例提供者が少しでも勇気をもってケアの展開ができるように，組織に働きかける「足場」を固める話し合いが必要である．事例提供者が取り組める，具体的な「足がかり」をより詳細に検討することになる．

　さらに，患者ケアの継続や，また事例提供者やスタッフに対するケアのための共通基盤を固めていくような，より長期的な支援体制を構想する「先の見通し」を話し合うこともある．

Point
事例提供者と参加者はケアによって結ばれている．ケアを通して，事例提供者あるいはスタッフ全体が向き合っている「かかわりが難しい患者」について話し合うことができる．

★2：病院や訪問看護ステーションなどによって，組織の規模や設立の目的はさまざまだが，組織を維持するために収益を得て，経営を維持することは共通している．人を雇い，管理をすることと，ケアを行うことのあいだには，矛盾が起きることが少なくない．

「やり残したことがある」という気持ちの受けとめ

事例提供をしたいという気持ちが固まり，事例の経過を振り返るなかで，「やり残したことがある」という気持ちに自身で気づいた場合，そのことをできるだけ表現できるようにする．自分で気づかない場合，事例検討前であれば同僚や上司，事例検討中であれば参加者やファシリテーターなどが気づいて，その気持ちを表現するように促すこともある．

事例検討では，正確に事例の経過をたどるなかで，患者とのかかわりの一つひとつをそのときどきの事例提供者の思いを伴いながら語ることになる．時には，反省の言葉や，患者や家族への謝罪の気持ちが語られることもある．聞いている参加者は，患者や家族に同情する気持ちになることもあるが，事例提供者の「ケアを続けたかった」という気持ち，心残りになっている感情を受けとめることも，事例検討の参加者の役割である．

事例検討がもつ機能

事例検討の過程では，「予想もしないケアの展開」★3から，患者のケアを充実させる機能と，個人のケアの資質を高めることを通して，ケアの実践力を高め，そのケアを継続させる機能の2つの機能が働く．

つまり事例検討には，より望ましいケアの方向性を探求していくような実践力を高める機能と，参加者の成長を促す機能がある．

★3：3章「2.ファシリテーターの実際」p.33を参照.

事例検討と教育の力

事例検討では，参加者の経験を重ね合わせていくため，複数のケアがもつ意味，さまざまな患者のとらえ方が浮かび上がってくる．そのため事例検討は，より正確に事例を共有し，より正確に事実関係を理解することから始めていかなくてはならない．

患者とのコミュニケーションから得る気づき

事例検討では，事例提供者を含む参加者が，患者とコミュニケーションを図るために行ってきたさまざまな取り組みを見直すことによって，新しい気づきや展開の広がりに役立つことは少なくない．

しかし，日頃の業務において限られた時間でのケアが目的を確かめずに繰り返されるだけになると，患者とのコミュニケーションを軽んじてしまうことがある．患者とのコミュニケーションから得られる，微妙な感情の変化や，行動には表れにくい感情の動きを把握しておくことは重要であるため，見過ごしていることがないかを確かめることもファシリテーターの役割の一つである．

Point
参加者の体験を重ね合わせ，患者とのコミュニケーションのとり方や近づき方を比較・検討することも大切である．

スーパービジョンによる指導との違い

事例検討における事例提供者と参加者の相互関係が深まる体験は，看護師個人への成長を促すための教育として行われる「スーパービジョン※による指導」とは異なる．スーパービジョンによる指導では，相談者（スーパーバイジーなどともいう）に個別指導が行われるため，「指導する」「指導される」という2人だけの閉鎖的な関係をもとにして，相談者に有益性がもたらされる．

一方，事例検討は患者ケアの発展を通したグループの活動なので，グループ全体に有益性がもたらされる．

※：スーパービジョンは，ソーシャルワーカーや心理職の養成課程において，また他の職種においても，専門職としての成長を図ることを目的に行われている．現在では，看護師の大学院教育で同様の目的として，また，病院において管理や教育の熟練化を目的として行われていることもある．

さまざまな視点から患者像をとらえる

事例検討では，参加者による複数の視点で，患者像を掘り下げていく．参加者が事例提供者との視点の違いを知るためには，「見解の相違」というような立場の違いからではなく，事例提供者と同じ臨床の場に立ったときに，視点が同じとなるのか，ならないのか（その場合はなぜなのか）を自問してみることが，参加者に求められている．

わずかでも視点の違いが鮮明になると，事例提供者の患者観に変化が促される．事例提供者に「みえている患者」と「みえていない患者」が存在していたことに，気づくきっかけが生まれる．

事例提供者が「みえていなかった患者に気づいた」ことが，参加者に伝わると，新しい患者像の共有がなされて，患者の実像がより確かなものになる．このことによって参加者に共通点が生まれ，新たなケアの展開につながっていく．

事例検討と事例研究

事例検討が深まると，気づかなかったケアへの気づきや手がかり，足がかりがまとまりをもって実施され，評価も行われる．そのようなケアの展開が事例検討の結果として得られた場合には，それを「方法論」として整理することもできるのである．このように，ケアの意義を「発見」としてまとめていくことを，「事例研究」という．

事例検討は，臨床が抱えている困難なかかわりを展開していこうとするグループによる活動であるとすると，事例研究は事例検討から得られたことをさらに発展させ，普遍的な知見としてまとめていく，「事例の研究」の一つの形であるといえる．

　事例研究では，事例から得られたことを研究として抽象化し，最終的には理論化をめざすこともある．

事例検討で「感情リテラシー」を鍛える

　看護師として自分の感情を安定させるためのもとになる能力を，「感情リテラシー」★4という．その能力を高めていくためには，ケアを行うときに，感情に振り回されず，感情を使いこなすことが必要である．また，自分の感情や欲求に気づき，言葉にして伝える力と，他者の感情や欲求に気づき，適切に対応する力の両方が必要である．これらを習得するためにも，事例検討において，自分の体験を振り返り，自分の感情に気づき，他者の感情の動きや相互関係を知ることで感情リテラシーの強化が可能になる．患者とのかかわりの意味を考えることの基礎となる能力として最も重要なのである．

★4：感情リテラシーとは，自分や他者の感情に振り回されず，感情を使いこなしていく能力のこと．

2 事例検討がめざしていること

　今，本書を手に取っているみなさんはおそらく，これまでのケアのなかで，かかわりが困難だと感じた患者と出会い「何とか新たな関係づくりをしたい」という気持ちなのだと思う．そのかかわりが難しいとわかっているときにも，スタッフと協力し，患者に接近するための方法はないだろうかと悩んでいたはずである．その解決のために，ケースカンファレンスや看護研究にも取り組んできたのかもしれない．事例検討については，聞いたことはあっても，行ったことはなく，事例検討を通して，知識や方法についてしっかりと学び直す機会も少なく，何とか手探りで始めていたかもしれない．

　看護学生時代や就職時の病院研修で，事例検討や事例検討のためのファシリテーションについて詳しく学ぶ機会は，ほとんどなかったのではないだろうか．現在の看護基礎教育や現任教育では，リーダーシップやグループワークの基礎を学んではいるものの，それを患者ケアに活かし，発展させて患者理解と自己理解へと結びつけて考えていくようなことは少ないだろう．

　日々の看護業務は休むことなく続いており，その合間を縫って現場のケアを見直すことは大変である．患者へのかかわりとともに，感染対策や安全管理のための活動をし，研究のために時間を割かなくてはならない現状がある．そのような日々のケアのなかで，かかわりが難しい患者との出会いは続いている．これまでの試みを見直し，自分の所属する病棟やナースステーションの仲間同士で，お互いを高め合うような広い意味での看護師同士の相互教育の機会が行き届いているとはいえないだろう．

　このような状況は看護の専門性（日々のケアから看護師として何を学び，何を課題として取り組んでいけばよいのかということ）が，看護の臨床のなかでまだ十分に教育の必要性が認められていないために起きている．だからこそ事例検討のように，身近にいる仲間同士でケアの「見直し」の共同作業として定期的に取り組むことができれば，臨床看護の実践力を高めるためのよい機会となる．

　事例検討は目的に応じて方法が少しずつ違うのだが，大まかに分類すると以下のようになる．

表1 事例検討の検討に影響している要因例

- 現在，病棟に入院している患者 (これまで入院してきた患者を含む) の病状
- 患者同士の相互関係や病棟の療養環境としての雰囲気
- スタッフに向けられている患者からの期待
- 病棟から退院していく患者，再入院してきた患者
- 日常的に提供されているプログラム
- 夜間や土曜・日曜，休日の病棟内の雰囲気や患者の様子
- 院内の医療事故 (事故の対処方法を含む)
- 患者のニーズの確認 (確認することの難しさを含む)
- ケアの方向性の合意形成 (病院や病棟の理念の説明を含む)
- 患者と家族の問題 (問題の把握を含む)
- ケアに対する患者の満足感

ケアの情報共有を重視した事例検討

　事例検討は，患者にだけ焦点をあてるものではない．事例検討を行うときには，患者の療養環境にかかわるあらゆる関係性と情報が検討の対象になる．思いつくだけでも，**表1**のようなものがある．

　さらに治療側の専門的な医療提供体制も無視できない．病院全体の治療方針や医療スタッフ間の関係性，スタッフの年齢・経験を含めた構成，労働条件なども看護師の働く環境に影響を与えることが少なくない．日常業務としてケアをしているときには，意識していないことも，ケアの全体を把握するために，検討の対象となる．

看護師からの発信を重視した事例検討

　事例検討の目的は，患者に対し，最もふさわしいケアを提供することである．看護師がケアを継続できる持続力を保ち，ケアを高める目的もある．看護師は現場で訓練されているとはいえ，患者から否定され，攻撃されると，自分の存在が危うくなる．かかわりが難しい患者，つまり患者が求めていること，必要としているケアを把握しにくいときにはケアが滞るために，あるいはケアの手ごたえが得られないために看護師の感情に日常的な負担がかかる．

　しかし，ケアは1日も手を抜くことはできないため，看護師のストレスマネジメントも重要になる．看護師のケアに対する負担の原因を明らかにして，必要な対処をチームで取り組むことも事例検討の大切な目標の一つであることになる．

　新しいかかわりの糸口をみつけるために，事例検討によって今の課題を明らかにすることを通して，看護師を孤立させず，スタッフ間の情報伝達や意思疎通をスムーズに行う．お互いに助け合うネットワークをつくり出すことが必要である．そのために，時に事例検討は「所属を超えたつなが

り」を必要とし，多様な取り組みを可能にする強みを活かすことができる．

　もちろん看護師同士の連携によるケアの工夫だけではなく，さまざまな角度から多様な検討をするためには，医師や精神保健福祉士，作業療法士，心理職を含めた他職種との事例検討も必要だろう．職場や職種を超えた「共同作業としての事例検討」は，患者ケアを充実させる手立てである．さらに看護師の事例検討の積み重ねによるケアの充実は，臨床の業務改善や，精神科医療と社会とを結びつける精神科医療の充実につながる．

社会の接点としての事例検討

　ケアは看護師だけが行っているのではない．虐待防止，自殺防止，高齢者介護，障害者支援など，精神科領域と関係の深い場面だけにとどまらず，さまざまな領域で展開されている．精神科医療においては，医師や看護師だけではなく，患者のケアにかかわるあらゆる職種が，それぞれの立場からケアを提供するためのネットワークでつながっている．「治療共同体」★1 の考え方では，病院にいるすべての人々の交流が，治療によい影響を与えている．一日のすべての場面がケアに結びついているといってよいだろう．したがって精神科医療にかかわる人は，事例検討会の参加者となりうる．「ケアのあるところに事例検討あり」である．

　それぞれの役割から提供されるケアは，患者にどのような影響を与え，変化をもたらしているのか，めまぐるしく変化する医療・福祉制度の転換は患者ケアにどのように影響しているかなども，事例検討の「事例の背景」として重視しなくてはならないだろう．例えば，精神科医療サービスと切り離すことのできない行動制限や収入にかかわる年金，生活保護に関する法律や制度なども，心理的・経済的に強い影響力があるにもかかわらず，看護師にはみえにくく気づきにくいものである．患者はこのように，みえにくい制度の狭間にあり，さまざまな社会的関係の影響下にある．

　看護師は，精神障害に影響された患者との円滑なコミュニケーションはたやすく得られないことを自覚している．さらに患者のなかには，コミュニケーションを望まない人もいるために，ケアは想定よりも混乱しやすいことも考えておかなくてはならない．

　このように関係性の良好な展開を阻んでいることを整理し，ケアされる人も，する人も，力を出し合って，患者のその人らしい生活をつくり出すための方法として，事例検討は活用することができるのである．

★1：治療共同体では，患者はケアされるだけの存在ではなく，スタッフと対等な立場で病院の運営に参加し，全員が合意するまで話し合いを行う．治療共同体の考え方の基盤は，社会的学習であり，システム論の影響も強く受けているといわれる．

2 章

事例検討会How to

ケアがうまくいかないと感じるとき

みなさんが臨床の場で「ケアがうまくいかない」と感じるときは，どのようなときだろう．ケアがうまくいかないときは，かかわりのための「手がかり」を見つけたいと思うのではないだろうか．事例検討では，事例提供者は何が「気がかり」[★1]なのか，それを確かめることが重要である．事例検討はその気がかりを明らかにしていく活動である．

事例検討で「手がかり」をみつける

事例提供者の「気がかり」は，ケアを提供したいという動機づけ[★5]のなかにある．しかしながら，ケアの動機は複合的に折り重なった複雑な要因や個人の体験の違いなどの背景があるために，なかなか気づくことができない．事例検討では，事例提供者自身がケアの動機に気づいていない場合や，本人は気づいていないものの周りが気づく場合，周りもすぐに気づかないものの事例検討をすることで事例提供者自身が気づいていく場合などがあり，「気づき」をめぐってさまざまな展開が起こる．事例を通して，普段行っているケアを参加者とたどり，共有するだけでも，ケアの動機が明らかになることもある．

事例提供者は事例を話すことで，自分のケアを客観視でき，いったん自分のしていたケアから離れて自分のケアを振り返るからこそ，わかってくることがある．また，事例提供者は，事例について，臨床でいろいろな知恵を出し合い試行錯誤して，それでもケアに行き詰ってしまい，事例提供をしていることが多い．そのため，参加者の経験知は大切ではあるが，事例検討をするときには，事例に対し，最初から「正解」を出そうとせず，まずは「正確」に表現すること・理解することが重要となる．簡単に思えるが，正確に表現すること・理解することは難しく，みえないことや知らないことをおろそかにしていてはできない．

事例提供者は事例の詳細について質問を受けること（正確に表現すること・理解すること）で，自分の気づいていなかった患者の全体像が浮かび上がり，患者へのかかわりが難しかった面を明らかにすることができる．

事例検討中は，事例提供者をはじめ参加者全員が，事例を通して普段，自分自身がケアしている患者との体験をイメージする．その結果，事例提供者しか知らない患者であるにもかかわらず，参加者もその患者をケアしているような体験が生まれる．この体験のなかで参加者は，自分が感じる

★1：気がかりとは，欲求不満の軽度な状態である．強まると，行き詰まり感[★2]，異和感[★3]，不全感[★4]となる．

★2：行き詰まり感とは，先の見通しが立たない状態になること．

★3：異和感とは，何か引っかかるものがある感情が湧くこと．

★4：不全感とは，言動などに対し，不完全だと感じること．

★5：自分が行動したときの意志．行動を起こすときの直接の原因．きっかけ．

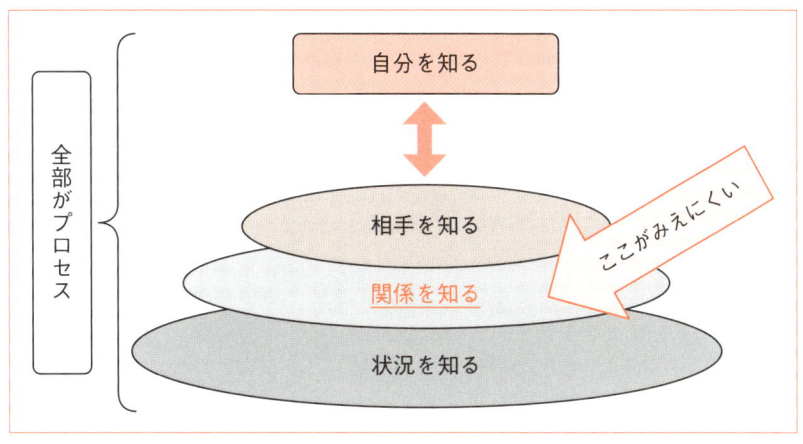

図1 「関係を知る」ための階層化

（図中）
- 全部がプロセス
- 自分を知る
- 相手を知る
- 関係を知る
- 状況を知る
- ここがみえにくい

ことを大切にし，「なぜケアが難しいのか」「何がケアを妨げているのか」の思い★6 を確かめ考えていく．

★6：思いとは，異和感や親和感（相手と通じ合えていて心地よい感じ）である．「異和感の投げ返し」により，事例検討は深まっていく．

ケアを構成している要素

普段ケアをする場面で，患者に対して「自分はあなたのことをこう感じている」と，看護師としての自分の感情を話す人は少ないのではないだろうか．事例検討では，自分自身が「どう感じているのか」と聞かれることで，普段はあまり意識することがなかった部分に対して，「どう感じているのか」を知ることになる．

そのプロセスのなかで，自分の感情の状態や患者に接するときの傾向，患者の感情の状態に気づき，患者と自分との関係性も知ることができる．患者のことを知るためには，看護師である自分が「自分のことをどれくらい知っているのか」「患者を受け入れる広さや耐える力があるのか」を知っておく必要がある．「関係を知る」といっても，「自分―患者―関係―状況」の一連の関係性は目にみえないため，患者と自分の感情的なつながりや距離感を言葉にしていくことを通して感じることしかできない．みえにくいものではあるが，あえてモデル化すると図1のようになる．階層化してそのプロセスを意識することが重要である．

事例がもつ4局面について考えてみる

事例が抱える問題には，複合的な要因が重なって存在している．宮本は，事例検討会にケースメソッド★7 を意識的に用いること，事例の全体像を①患者，②援助職，③援助関係，④臨床状況の4局面から包括的にとらえることの必要性を述べている[1]．事例検討ではこの4局面（図2）につ

★7：専門性の高い実践者が，自分のかかわったプロセスを事例として報告し，ディスカッションを通して専門性の向上を図る方法．

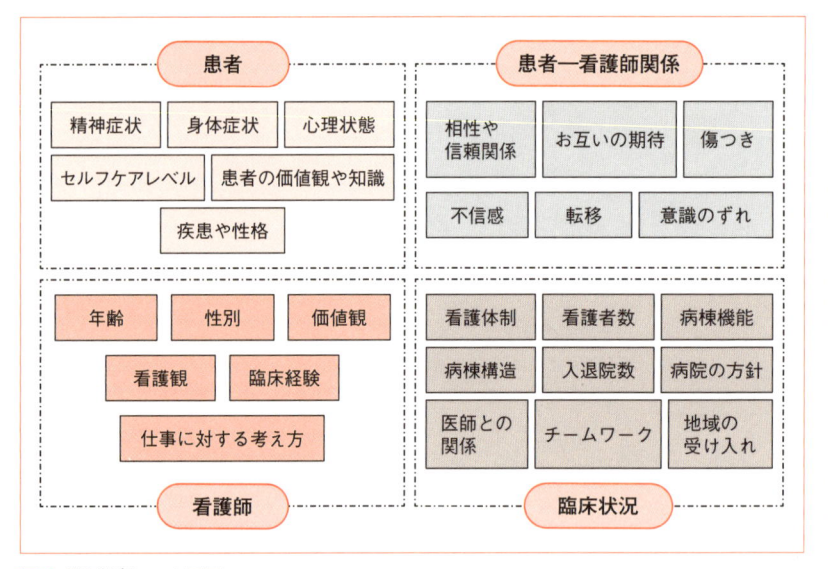

図2 事例がもつ4局面

いて，まんべんなく検討するが，「今，ここで，何が起こっているのか」「誰と誰のあいだで何が起こっているのか」を，視野を広げながらみていく必要がある．ファシリテーターは特に，参加者がどの局面に関心をもっているのかについても意識を向ける必要がある．

時系列で考えてみる

　事例を検討するときには，患者が生まれてきてから今までどのような生き方をしてきたのかという生活歴や，発症したと思われるのは何歳頃で，どのように治療を受けてきたのかという病歴を，改めてたどり直してみる[★8]．それだけでも家族関係などで，これまでのケアから気づかなかったことがみつかる場合がある．中井は，「軽い事例ほど，あるいは心因的な事例ほど，その文化，地域，家庭などの環境や個人の歴史のウエイトが重要になること，家系図をきちんと把握しておくこと，誕生日すら無視できない」と述べている[2]．また，どんなに優秀な看護師であっても受診前のその人らしい健康な生活をしていたときの「患者」に出会うことはできない．「どこで，誰と，どのように暮らしていたのか」「いつ，誰と，どのような葛藤があったのか」などを正確に知ることで，今まで気づかなかった新たな患者の姿を発見できるかもしれない．

★8：4章5-「column」p.110を参照.

◎引用文献
1）宮本真巳. 異和感の対自化と感情活用 心と身体の包括的ケアに向けて. 精神看護 2013；16（4）：74-83.
2）中井久夫. 事例検討会に臨むコメンターの中はどうなっているのか. 甲南大学臨床心理研究 1997；6：1-8.

事例検討会の基礎知識

事例検討会は，どのような場所でも人が目的をもって集まれば，行うことができる．しかし，事例検討会そのものには「場づくり」が必要である．本稿では，実際に事例検討会を始めるにあたり，どのような準備が必要になるのかを説明していく★1.

事例検討会のさまざまなタイプ

最近は，病院だけでなく，訪問看護ステーションやグループホームなどの職場でも事例検討会が行われるようになってきた．主催者や参加者も地域や大学，研修会，公的機関の関係者など多様で，目的や開催場所，参加する職種もさまざまである．事例検討会を行うには，最低限のルールを守り，運営を準備する必要がある．

みなさんは，どのような人と，どのような場で事例検討会をしたいだろうか．あるいは，どのような事例検討会に参加したいだろうか．

ファシリテーターは，特に，参加者の集団（グループ）を意識することが大切である．また，参加者が「どのような気持ちで参加しているのか」という点も意識してみるといいだろう．

事例検討会にはさまざまな「かたち」がある．その「かたち」に応じて，参加人数や開催場所，参加者の役割分担などを考えていくとよい．

企画・運営方法のタイプ

事例検討会の「かたち」はさまざまである．ファシリテーターが，事例検討会を主催することも少なくない．最近では，事例検討会の参加や主催が病院のクリニカルダーに組み込まれるようになってきた．また，訪問看護ステーションなど地域で働く支援者が増えており，地域で多職種・多機関の参加者が集まる事例検討会も開催されている．

どのような事例検討会でも，主催者は事例検討会の位置づけや目的，参加対象，参加人数，検討時間，開催場所，事例の選び方，司会者や記録係など，さまざまなことを決め，準備する必要がある．特に事例検討会に初めて参加する人は，緊張や不安が伴うことが多いため，十分なオリエンテーション★2が必要になる．

事例検討会の企画・運営方法についての考え方はさまざまである．ファ

★1：さらに詳細な内容について学びたい場合は，姉妹書『実践に活かす！ 精神科看護 事例検討』[1]を参照．

★2：主催者やファシリテーターが，事例検討会の基本的なルール★3，事例の選び方や書き方，事例検討会における事例提供者や主催者，司会者の役割などをオリエンテーションする．

★3：本章「3. 事例検討の実際」p.19を参照．

表1 企画・運営方法のタイプ別分類

フリーディスカッション型	事例報告に関する一定の方式はなく，ディスカッションも自由に行われる[※1]
職種・機関横断型	多様な機関の多様な専門職および準専門職が特定の業務に限ることなく，事例について検討するには「共通言語」をもつことが重要であり，定期的に集まる場と提供された事例を共有し，事例検討を通して共通理解を図る
ナラティブアプローチ型	「ナラティブ」には「語り」と「物語」という二重の意味が含まれている．事例を語る事例提供者と，その語りを支える聴き手としての参加者たちの姿勢が重要となる．事例提供者は，できるだけ率直に自己を表現することが前提となる[※2]
スキルアップ型	日本精神科看護協会の認定看護師や日本看護協会の専門看護師向けに，スキルアップやブラッシュアップを図るものなどがある
課題限定型	事例の問題解決（水中毒や行動制限など）に向けて援助過程の評価と，それに基づく処遇方針の検討を行う
統合型	事例提供者と参加者が役割分担をしながら，事例の全体像とかかわりの視点を探る．実践家としてのエンパワメントを高めるために行う
看護倫理型	倫理的能力を養うための教育訓練，または医療現場において発生した倫理的問題の解決に向けて行う場合がある[※3]

（※1：鈴木和子．家族を対象にした事例検討とは．家族看護 2010；8(1)：8．※2：広瀬寛子．ナラティブの視点を用いた事例検討．家族看護 2010；8(1)：31-32．※3：杉谷藤子，川合政恵，監．ケアを深める看護倫理の事例検討．日本看護協会出版会；2012．p.29より）

シリテーターは異なるタイプの事例検討会（**表1**）に参加し，まずは事例検討会にどっぷり浸かってみることをお勧めする．

参加人数や開催場所

　参加人数や開催場所は，企画・運営方法のタイプによって設定する．

　参加人数は，参加者同士の距離感や視線が感じられる，安心感が得られるなど，人と人との相互作用が期待できる人数が好ましい．企画・運営方法のタイプにもよるが，①10人以下，②11〜20人，③21人以上に分けられる．

　開催場所は多くの場合，会議室や研修室で行うことが多い．「かたち」にこだわる必要はないが，お互いの顔が見えるようにセッティング（**図1**）することが望ましい．また，参加者全員の声がしっかり聞こえる環境を整えることがとても大切である．なぜなら，参加者は集中して発言者の声を聴く．声のトーンや大きさ，スピードなど，「声」そのものに発言者の思いが反映されているからである．そのため，事例検討会開始時に，参加者全員に声が聞こえているかを確認することが大切である．聞こえにくい場合は，発言途中でも，発言者にもう少し声を出してもらうように伝える必要がある．

　マイクを使用する場合は，参加者が発言したいとき，すぐに発言できない状況となる．そのため，ファシリテーターは参加者の全身から発するエネルギー（身体の動きや表情など）にも意識を向ける必要がある．机がある場合は，参加者の身体の動きが確認しづらいため，経験が少ないファシ

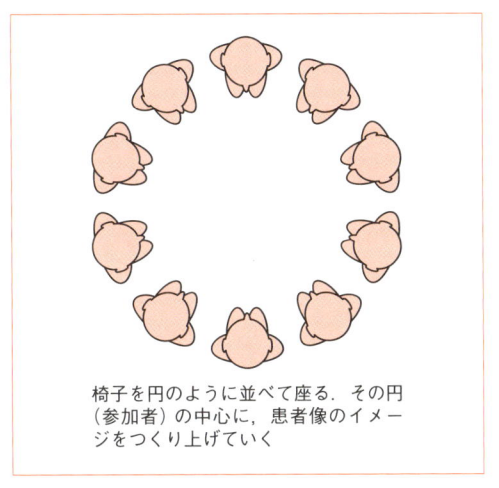

椅子を円のように並べて座る. その円（参加者）の中心に, 患者像のイメージをつくり上げていく

図1 椅子のセッティング例

表2 参加者の態度類型

支持型	事例提供者への心理的サポート
査定型	事例提供者のケアについての評価
直面化型	事例提供者への現実直視の促し
総合型	さまざまな発言の整理・統合と方向づけ

（西池絵衣子. 事例検討にはさまざまな「かたち」がある！？. 末安民生, 編. 実践に活かす！ 精神科看護 事例検討. 中山書店；2013. p.14 より抜粋）

リテーターは, 円のように椅子を並べるだけにするなど, 机がない状態で始めたほうがよい.

検討時間

　検討時間は企画・運営方法のタイプによって異なるが, 1回60〜90分で行うことが多い. 参加者が安心して, また集中して参加できることが大切であるため, 余裕がない時間帯での開催は避けるようにする. 事例報告は10〜20分程度にとどめ, できるだけ多く事例検討に時間を割くようにする. 事例報告が長い場合は, ファシリテーターから事例提供者に対して「詳細は事例検討のときに確認をするので, 必要なところだけ伝えて, そろそろ終わりにしましょう」などと声をかけるとよい.

参加者の態度類型と相互作用の特徴

　事例検討会は, 参加者全員が普段の臨床経験を振り返りながら, 「今ここで」検討されている事例に集中する. そのために, 宮本は「事例の4局面を念頭に置きながら, とにかく自分の気持ちを正直に言うことが重要で自分の感情の自覚的な表現であることが大事」[2] と述べている. また事例検討会の参加者に生じる「力動」に着目して, 「参加者が事例提供者に対して, 支持型, 査定型, 直面化型, 統合型という4つの役割を分担し合えることが望ましい」とも述べている（**表2**）. 参加者の対人関係の特徴, 組合せを確かめて, 自然にできあがっていく役割分担を意識する. 特に, 参加者で支持型や同じ意見が多い場合は, 事例そのものの核心に迫ることが難しい場合もあるため, ファシリテーターは参加者の態度類型に意識を向け, 役

Memo 参加者に支持型が多い場合

あえてファシリテーターが直面化型として質問を投げかける. 質問は事例提供者だけでなく, 参加者全員に投げかけることで「場を止める」ことにもなる.

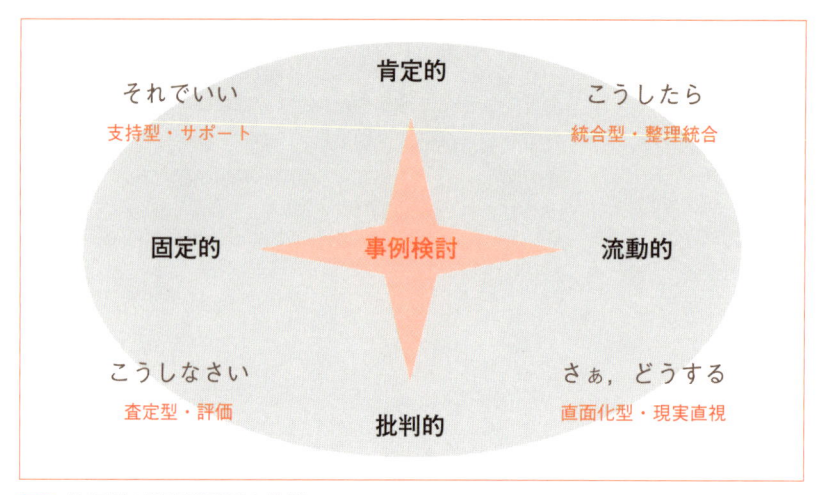

図2　参加者の態度類型別の役割
（宮本真巳，小宮敬子，広瀬寛子，他．精神看護における継続教育の方法論に関する研究：事例
検討会の分析から．日本精神保健看護学会誌 1995；4(1)：1-12を宮本真巳が修正・追記した講
義資料より）

割分担がされていない場合は，あえて担い手がいない態度類型の役割を担
う場合もある（**図2**）．ファシリテーターが2人いる場合は，別々の態度類
型を意識しながら発言してみるのもよい．

◎引用文献
1）実践に活かす！精神科看護 事例検討．中山書店；2013．
2）宮本真巳．異和感の対自化と感情活用　心と身体の包括的ケアに向けて．精神看護 2013；
16(4)：74-83．

3 事例検討の実際

事例の選び方

　事例検討会は，事例を選ぶ段階から始まっている．どの事例を検討しようかと考えたときから自然とケアの振り返りを行っていないだろうか．事例選びには正解も間違いもない．一度立ち止まり，事例を「選ぶ」「事例報告用紙を書く」ということを通して事例を客観的にとらえ，自分自身やスタッフのケアのプロセスを振り返ることが何よりも大切である．

　中井は，「治療者はいつも前進しなきゃならないという気持ちが多いらしくて"うまくいっていない""停滞している"という感想とともに出してこられることが多いですが，それは間違っている，自虐的になることはクライエントに対しても有害である」[1]と述べている．

　事例検討は，ケアを評価する場ではない．自身の感じたことを手がかりに，事例を選ぶことをお勧めする．

事例報告用紙のまとめ方

　事例報告用紙は，事例検討会で，事例の概要や事例提供の動機について参加者と共有するための資料である．企画・運営方法のタイプ[★1]によって，フォーマットは異なるが，簡単なフォーマット[★2]のほうが取り組みやすい．また，フォーマットの項目をすべて埋める必要はなく，自分の気がかりな点や書きやすい項目を記入するといいだろう．人によって事例報告用紙の記載時間は異なるが，30分以内で書ける範囲の内容やフォーマットをお勧めする．

　事例報告用紙には個人情報が含まれるため，取り扱いには十分な配慮が必要である．事例検討会後に回収される場合がほとんどであるが，記入する際は患者のプライバシーを十分に配慮することが求められる．個人情報にかかわる詳細な点は，事例報告時に口頭で付け加えることなどが必要となる．事例提供を初めてする人には，事前に主催者が確認をしたり，フォーマットの書き方についてオリエンテーションをしたりするとよいだろう．

★1：本章「2．事例検討会の基礎知識」p.15を参照．

★2：付録「1．事例報告用紙」p.112を参照．

Memo　手がかりと足がかり

手がかりは，「糸口，とりかかり，ヒント，ポイント，発想の起点，着想もと」，足がかりは，「高所へ上るときの足の位置を確保し助けとするところ，もの．足場」となる．

表1 事例検討会の主な流れ

①司会者のあいさつ
②参加者の自己紹介
③事例報告用紙の配布
④事例提供者による事例報告
⑤事例検討
⑥終了時間10分前のアナウンス
⑦参加者が言い残したことがないかの確認
⑧事例提供者による感想
⑨事例報告用紙の回収
⑩アフターミーティング※

※：「振り返りの場」のこと．ファシリテーターが中心となり，事例提供者，司会者，記録係が，事例検討会で言い残したことがないかを確認する．

事例検討会の進め方

実際に事例検討会がどのように行われるのか，事例検討会の流れとそれぞれの参加者の役割について説明する．

事例検討会の流れ

主な流れを**表1〜2**にまとめる．

役割

■主催者

主催者は事例検討会が始まる前に，ファシリテーターや司会者，記録係などの役割を決め[★3]，依頼をしておく．参加人数が少ない場合は，主催者がファシリテーターや司会者を担うことがある．その場合，参加者にしっかり自分の役割について理解してもらうようにする．

また，事例検討会への参加経験の有無にかかわらず，事例検討会のはじめに，基本的なルール（**表3**）についてアナウンスをしておくとよい．

■ファシリテーター

ファシリテーターについては，第3章で詳細を述べるが，事例提供者や参加者が「事例を深く理解していくための見通しを示す」ことが求められる．事例検討では参加者のさまざまな感情が語られるが，人間の感情は基本的にアンビバレント[★4]であるため，決して一つの感情だけに集中してはいけない．ファシリテーターも，一参加者であるが，事例がもつ4局面[★5]，参加者の態度類型や役割[★6]について意識しながら事例検討を進めていけるようにする．

また，ファシリテーターは事例検討会後のアフターミーティングとは別に，振り返りを行うことやスーパービジョンを受けること[★7]が求められる．ファシリテーター自身が参加者全体をどのようにとらえていたか，

★3：役割分担は，事例検討会開始後に行うこともある．ただし，初めての開催や検討時間が短い場合などでは，あらかじめ役割分担をしておいたほうがよい場合もある．

★4：相反する感情が同時に存在すること．

★5：本章「1．ケアがうまくいかないと感じるとき」p.12を参照．

★6：本章「2．事例検討会の基礎知識」p.15を参照．

★7：臨床家としての教育訓練の柱とされている方法で，継続的に面接を受けること．詳細は1章1-「column」p.5を参照．

ファシリテーターとして発言した意図などを細かく振り返る．研修会などでは，参加した事例検討会の感想を求めるアンケート用紙が配布される場合があるため，参加者の意見も踏まえて次の事例検討会に活かしていけるとよい．

ファシリテーターの選ばれ方

事例検討会が「研修」である場合，企画者が適切と思うファシリテーター経験者を選び，依頼している．病院や地域などの事例検討会では，主催者がファシリテーター経験者に依頼する★8．事例検討会は医学や看護の知識を提供するいわゆる「学習会」ではないため，参加した事例検討会で出会ったファシリテーターのなかから依頼することが多い．ファシリテーターには定められた資格や試験はないので，企画者や主催者が自分たちの目的にふさわしいと感じた人に依頼し，開催した事例検討会で成果を得られたかどうかを判断すればよいだろう．

■ 事例提供者

事例提供者は，事例検討会までに事例報告用紙を記載する．すべての項目を記載する必要はないが，自分が安心して事例検討に望めるように準備しておくとよい．うまく言葉にできないことは，率直に「何と言ったらよいのか，うまく言葉を探せないのですが…」などと，事例報告時に言葉で補うのもよいだろう．参加者は事例のことを知らなくとも，臨床経験のなかでイメージすることはできる．そのため，患者のありのままの姿を伝えてみるとよい．

事例検討が進むなかで，突然，悲しくなったり，つらくなったり，苛立ちを感じたりするなど，感情が揺れ動くことがあるかもしれない．その場合は，参加者にも「同じような気持ちになることはないか」を聞いてみるのもよい．

検討時間の多くは，参加者からの質問に答えることになる．質問をされ，「わかっていること」と「わからないこと」を分けることで患者の理解につながる．一方で質問され続けると，自分のケアが批判されているような気持ちになることがある．もちろん，ファシリテーターや司会者がそのような場面に気づき，時間を止めて参加者に考えてもらう時間を設けることはあるが，事例提供者自身がつらくなったら，遠慮なく答えられないことを伝えても構わない．特に，もち合わせていない情報に関しては，わからないことを伝えるとよい．

■ 司会者

司会者は，事例検討会のはじめに，事例検討の目的や進行の流れ，時間配分，共通ルールについて参加者へ説明をする．初めて事例検討会に参加する人や参加経験が少ない人の場合は，オリエンテーションを行うとよ

★8：看護師ではない職種に依頼をすることもある．

Point ファシリテーターの考え

多くのファシリテーターは参加者の自主性を尊重し，参加者で事例をじっくり考えてもらいたい．また，参加者が事例検討会そのものに関心をもってもらいたいと考えている．加えて，単発の事例検討会であっても，事例検討会後にそれぞれの参加者が現場に戻り考え続け，目の前のケアに反映してもらいたいとも思っている．

表2 事例検討会ガイドマップ

役割 ＼ 事例検討の流れ	準備		はじまり
	院内研修	勉強会	
司会者	**主催者** ・ファシリテーターの依頼をする（院内にファシリテーターを行える人がいない場合は，外部講師を依頼する）[1] ・場合により，事前に司会者や記録係の依頼をする（実際には事例検討会当日に「役割分担」で決めることが多い） ・はじめて，または定期的ではない事例検討会の場合は，事例提供者の依頼をし，事例報告用紙を渡す ・開催目的，開催日時，開催場所を決めて参加者に告知し，場所や物品の準備をする		1. はじまりのあいさつ（主催者が行う場合もある） 2. 自己紹介の進行 3. 目的，進行の流れ，時間配分，共通ルールの説明 4. 役割分担の進行 5. 場合により伝達事項の確認 6. 事例報告の進行 ・時間の管理（事例検討会終了まで続く）
ファシリテーター			
事例提供者	・主催者の依頼により事例報告用紙を期日までに記入する		・自己紹介 ・事例報告
記録係			・自己紹介
参加者	・開催目的，開催日時，開催場所を確認する ・主催者に参加意思を伝える		

※1　ファシリテーターは，主催者から事前に事例報告用紙を受け取ることがある．
（末安民生，編．実践に活かす！精神科看護 事例検討．中山書店；2013．p.30-31 より）

討議	終わり
・参加者の意見をうながす ・参加者として発言する	・次の事例検討会の開催日を確認し，事例提供者の募集を行う（主催者が行う場合もある） ・閉会のあいさつ（ファシリテーターや主催者が行う場合もある） ・考えながら帰路につく
・ゆったりとした気持ちで事例報告をしてもらう ・事例の概要をおおまかにイメージしてもらう ・自由な発言を保障する ・多様なものの考え方と自由な感じ方を尊重する ・参加者の一員として臨み，少数意見も大切に扱う ・多面的な討議ができるようにする ・患者を中心にした討議を進める ・「感じたこと」や「考えたこと」に焦点をあてる ・かかわりをイメージできるような質問をする ・ケアをとらえ直す ・発言の真意を尋ねる ・沈黙が生じても無理に打開しない ・討議の妨げになるような行動をできるだけなくす ・参加者の意見や思いを通い合わせる ・検討された内容や討議のプロセスを整理する ・討議したことを可視化する ・振り返り，「気づき」を次につなげる ・参加者にフィードバックする ・考えながら帰路につく	・討議の過程（プロセス）を振り返り，締めくくる準備をする ・事例提供者と参加者が言い残したことがないか確認をする ・今回の事例検討で得られた結果について述べるとともに，事例提供者の感想を聞く ・考えながら帰路につく **主催者** ・事例検討会終了後，記録係から記録，事例提供者から感想を受け取り，保存する
・参加者の質問に答える ・自分の事例動機からずれた質問があった場合は，質問を投げ返す	・今回の事例検討で得られた気づきや感想などを述べる ・考えながら帰路につく ・事例検討後の感想を書き，主催者に提出する
・意見や話の流れを簡単に書き記す ・討議のポイントに印をつけたり，関連性のあるものを矢印でつなげたりするなど，表記に留意して，整理に役立つようにしながら，記録を続ける	・事例提供者や参加者の感想を書き留める ・考えながら帰路につく ・今回の事例検討の記録を主催者に提出する
・できるだけ率直な意見を述べて話題を広げる ・1回の質問に複数の内容を盛り込まない ・ファシリテーターや司会者の説明について，不明な点や確認したいことがあれば質問する ・事例報告を聞き，不明な点や確認したいことについて質問する ・他の参加者がどのような意図でいるのかを理解する	・事例提供者の感想を聞いて，気づいたことがあればつけ加える ・考えながら帰路につく

表3 基本的なルール

- ・終了時間を守る
- ・事例報告用紙は回収する
- ・1回の質問に複数の内容を盛り込まない
- ・道徳的な判断や批判はしない
- ・発言は強制されるものではない
- ・沈黙を無理に打開しない
- ・気づきには個人差がある

い★9．参加者が安心して事例検討を行うことができるような「場づくり」が司会者には求められる．また，大きな役割として，時間配分（時間の管理）がある．時間の管理は参加者の協力も必要であるが，必ず「時間になったら事例検討会を終了する」ことを参加者全員で共有しておく必要がある．「時間に守られている」ことで，参加者も安心して事例検討に集中し，発言することができるのである．

　司会者の経験が少ない人の場合は，2人（リーダー，サブリーダー）で行っても構わない．その場合，サブリーダーは参加者が話をしていたとしても，終了時間10分前には「10分前です」と大きな声でアナウンスをする．

■ 記録係

　記録係は事例検討会の目的によって決めればよい．しかし事例検討会で発言された自由な発想は，記録として残しておくことをお勧めする．なぜなら，事例検討は熱中すればするほど感覚は豊かになるが，記憶に残らないこともある．

　ただし，記録係も一参加者として事例検討に集中する必要があるため，全てを記録する必要はなく，「ファシリテーターや参加者の発言」「事例の局面が変わった場面」「今後の展開」など，記録係の気になることに焦点を当てて記録すればよい．記録係自身，記録を手がかりに自分の感じた過程を振り返ることになり，記録を整理するための訓練にもなる．参加者の同意が得られれば，事例検討を録音して，録音データを聞きながらに振り返ってもよい．

■ 参加者

　事例検討会の参加者は，事例提供者に対して敬意をもち，一緒にその場（事例検討の場）にいることを大切にする．事例検討は，事例検討の「場」を共有する人と人とのつながりであり，そこで相互作用が生じ，結果，新しい発見につながる．基本的なルールについては先に述べたが，参加者の態度や発言は，事例検討の「場」の雰囲気に影響を与える．そのため，やむを得ず退席する場合は，必ず事前に「申し訳ないのですが…」と前置きをして事情を話しておくこともルールである．

★9：本章「2．事例検討会の基礎知識」p.15を参照．

Memo

事例検討会を定期的に開催している場合は，2回目以降の事例検討会を始める際，前回の記録用紙★10を配布し，事例提供者に前回の事例検討会の感想とその後の経過を報告してもらう．事例検討後の患者や事例提供者の近況を共有することで，参加者も事例提供後に感じていた振り返りにつながる．このことは，検討する事例が変わっても「かかわりの積み重ね」につながり，毎回の事例検討をより活発にし，事例を深めることができる．

★10：付録「4．記録用紙」p.115を参照．

Point 関係性のアセスメント

事例提供者はもちろん，事例の患者を知っているが，身近すぎて患者をわかっているような気になってしまう．一方，参加者は患者を知らないが，知らないからこそ背景と経過を通じて細部を感じとることができる．よって，事例提供者と参加者は補完し合うことにより，「関係性のアセスメント」が成立することを覚えておいてもらいたい．

事例検討会の席次

ファシリテーターは司会者と90度になる位置に座る（図-a）．ファシリテーターが2人いる場合も，司会者と90度になる位置に座り，お互いの顔が見えるように対峙することが望ましい（図-b）．

事例提供者は司会者と隣同士になる席に座るとよい．なぜなら，事例提供者にとって司会者は安心できる存在であること，事例提供者と司会者が参加者から受けるエネルギーをできるだけ同じように感じとるためである．

サブリーダーがいる場合は，司会者と対峙する位置で，時間が確認できるよう時計の見える席に座るとよい．サブリーダーがいない場合は，司会者が時間の管理をするため，司会者が時計の見える席に座る．

記録係は，どこに座ってもよい．

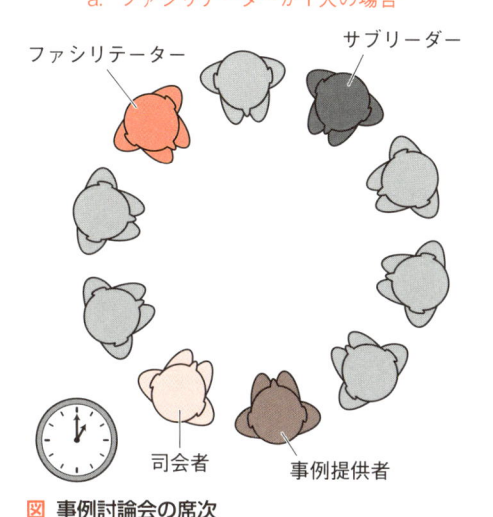

a. ファシリテーターが1人の場合

ファシリテーター　　サブリーダー

司会者　　事例提供者

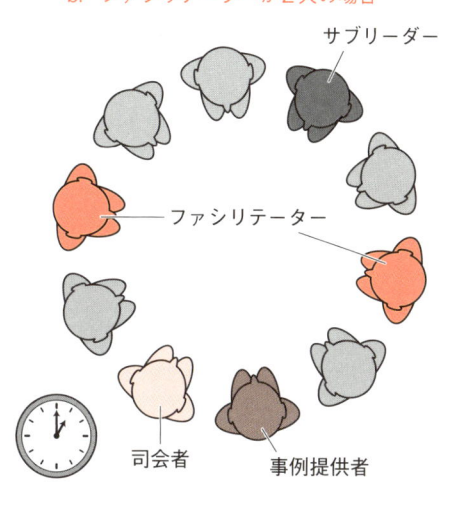

b. ファシリテーターが2人の場合

サブリーダー

ファシリテーター

司会者　　事例提供者

図　事例討論会の席次

最近は事例検討会中に緊急電話がかかってくることがある．事例検討が中断してしまうことがあるため，どうしても対応が必要な場合は，参加者にあらかじめ伝えておくようにする．

◎引用文献
1）中井久夫．事例検討会に臨むコメンターの中はどうなっているのか．甲南大学臨床心理研究 1997；6：1-8.

3章

ファシリテーターとは何か

1 精神科事例検討とファシリテーション

ファシリテーション，ファシリテーターとは

　精神科事例検討（以下，事例検討会）におけるファシリテーション（facilitation）とは，患者に最もふさわしい看護を提供するための話し合いを推進することである．ファシリテーター（facilitator）は，その話し合いを推進する役割を実際に担う人を指す．

　ファシリテーターは，事例検討会の参加者が自由に表現し，事例検討の場で生じる，患者や看護師をめぐる感情の動きが明らかになるようにサポートしていく．また，事例提供者の気がかりが解決されることめざす．

ファシリテーターの役割

　臨床のケアに個人の人柄が表れるように，ファシリテーションにも，その人ならではの方法，個人差が表れる．

　事例検討におけるファシリテーターの役割は，事例検討会の目的や，事例の対象（ケアがスムーズにいかない患者へのかかわり）の理解を深めることである．一方でファシリテーターは，より望ましいケアの方法を事例提供者が得られるように，参加者とともに探求していく協力者でもある．

　カールロジャースは，ファシリテーターというリーダーについて「最善のリーダーは，人々がその存在をほとんど気にしないリーダーである．あまりよくないのは，人々が服従・賞賛するリーダーである．最悪なのは，人々が軽蔑するリーダーである．よいリーダーは多くを語らず，なすべきことをなしたとき，その仕事は終わり，人々は"自分たちがやった"という」と中国の哲学者老子の言葉を引用して述べている[1]．また，ファシリテーションについては，「前進をより容易にしたり援助したりする行為，または過程のこと」であるとし，グループ・セラピーや学習において「促進する人」をファシリテーターとしている[1]．

参加者とともに学ぶ

　ファシリテーターは参加者と，事例報告の事実を確認するとともに，不明・あいまいになっていることを明確化する．事例提供者と参加者の質疑応答を通して，自分も参加者の一員として，この事例検討において「何が論点になるのか」「事例提供者は何を焦点化することを望んでいるのか」を

明らかにしていく．この際，特別な手段は用いられず，参加者の経験や着想，気づきを重ねていくことで，「患者と看護師の関係」を深く掘り下げていく．

そのためファシリテーターは，一参加者として事例検討会への参加経験を重ね，さまざまな患者とのかかわりを体験しておくことが望ましい．どんなに想像力に優れていたとしても，無数にある臨床のすべての状況について説明することは困難である．ケアの判断は，ケアの対象者や事例提供者により変わり，時間の経過とともに変化する．ファシリテーターも事例検討を通して，自分が経験した臨床とは異なる状況の臨床（事例）に関与することで，新たな学びを得ていく．

事例検討のなかでは，ファシリテーターは参加者の一員である．参加者として事例提供者の臨床状況を知ろうとし，出会ったことのない患者の状況を共有して，事例検討を深めていく．

事例検討は事例の患者の望ましいケアの探求だけでなく，参加者の臨床教育や学習の場ともなっている．一つのケアの実践には複数の側面や意味がある．臨床の状況を「どこでも同じあたり前の出来事」と安易な見方をせず，見過ごされがちな日常のケア場面から「検討の視点」をもつことは，ファシリテーターの活動として必要なことである．そして，グループとして，よりよいケアの実現をめざす過程を共有することが，事例検討には必要である．

事例検討の道案内をする

ファシリテーターは，事例報告であいまいになっている状況や関係性について，参加者が正確に理解できるように発言し，話し合いの道筋をつけていくための道案内役を担う．ただし，この道案内では，方角や道筋を示唆することがあっても，他のグループワークのように強いリーダーシップを発揮して，結論や合意にたどり着かせることはしない．つまり，事例検討を特定の方向に誘導しないということである．その代りに，事例検討で参加者が生み出した，「次のかかわりの希望」を参加者全員で共有するのである．

ファシリテーターの進行へのかかわり

ファシリテーターに対する事例提供者の期待が強い場合

事例提供者は緊張しつつも，参加者全員の態度が明らかでないときなどは，事例検討そのものよりもファシリテーターに期待をする．その期待が強いと，ファシリテーターは，それに応えようとしてしまうことがある．ファシリテーター自身が「事例検討をうまく展開しなければいけない」と

思い，不安になるからである．

　このときファシリテーターは，参加者全体の態度を予測し，反応をコントロールして，事例検討の展開の見通しを全体に示そうとする．つまり，事例提供者の納得や参加者の協力を得るような「解決」ではなく，答えを「誘導」してしまうのである．これは事例検討にふさわしくない危険な態度となるため，注意が必要である．

　また事例検討中は，事例の重さや場面の緊張などの影響によって，参加者は意思疎通がうまくとれなくなるときがあり，事例提供者は「自分の責任ではないか」と思ってしまうことがある．このとき，ファシリテーターには事例提供者の「事態を好転させてほしい」という期待がかかり，ファシリテーターは，自分の考えで場の転換を図り，期待に応えようとしてしまう．

　「参加者の期待」という力が働くときであっても，ファシリテーターは自分の思いのままに場を操る行為は避けなくてはならない．このようなときは，事例検討の経過を振り返り，「何が話されて，何が話されてこなかったのかを一緒に確かめたい」と，参加者に伝える．

事例提供者の動機から離れる質問，連続する質問があった場合

　事例提供者の動機から離れてしまうような質問や，続けざまに関連する内容の質問が行われたときには，話し合いの流れをいったん止めて，質問者に質問の意図を明らかにしてもらうなどする．事例提供者の考える時間を設けるなどして，会話の速度が速すぎることから起こる，「話し合いの停滞」を調整する．

「正解」に導こうとする発言，強い影響力をもつ発言が繰り返される場合

　話し合い全体を統合して「正解」に導いていこうとする発言や，強い影響力をもつ発言が繰り返されるときは，話し合いの流れをいったん止めて，参加者全員でそれらの発言を振り返る．発言者に対し，一つひとつの発言の意味やつながりの有無を確認し，参加者が正しく受けとめているのかを確認する．場の雰囲気を整え，「何が話し合いの課題になっているのか」を考えてもらうことが大切なポイントである．

ファシリテーターが怒りの矛先になった場合

　事例提供者に質問が集中したり，事例提供者が参加者に対して「患者への望ましいケアの展開方法」を強く求めたりするときがある．その場面が改善されなかったり要求が満されなかったりすると，グループ内にしだいに怒りが生まれ，ファシリテーターにその怒りの矛先が向かうことがある．時には参加者の感情が表出されて，話し合いの流れが停滞し，重苦し

Point
事例検討の経過を参加者全員で共有すると，参加者自身の内面に生じていた感情の動きである「内的会話」（「column」p.31を参照）と，事例提供者やファシリテーターなど他の参加者に向けられていた「外的会話」の流れの再確認を促すことにつながる．

column

リフレクティング・プロセスと内的会話・外的会話

事例検討では，検討が停滞したり，参加者が事例提供者の患者に対するケアに同感できないために，ケアの内容を問うような査定的な発言や直面化が行われたりすることがある．また，かかわりの見通しがもてなくなったり，参加者同士の会話が進まなくなったりして，堂々巡りをしてしまうこともある．

このように事例検討が困難な状況になったとき，それまでとは違った会話（リフレクティング・プロセス）を用いると，参加者が新しい視点に気づいたり，閉塞感から解放される雰囲気が生まれたりする可能性が高まる．

リフレクティング・プロセスは，ノルウェーの家族療法家であるトム・アンデルセンらによって提唱され，フィンランドの地域精神科医療の訪問チームが「オープンダイアローグ─開かれた対話」として採用した方法で，病院のある西ラップランド地域で成果を上げている．

「会話についての会話」であるこの方法は，参加者のなかの特定の人（2人以上）が，それまでの会話について感じたことを会話する．それを他の参加者が観察することを通して，コミュニケーション力を高め，それまでと異なる空間と場を見出す方法である．

事例検討では「特定の人」をファシリテーターが担い，「ファシリテーターによるもう一つの事例検討」として行われ，効果があるといわれている※．リフレクティング・プロセスは「話すこと」「聞くこと」で構成されており，事例検討と同様のコミュニケーション方法が用いられている．異なる点は，2人以上のファシリテーターによる「ファシリテーターだけの事例検討」を他の参加者に聞かせることである．その際，「聞き手」となったファシリテーター以外の参加者は，声に出して発言ができない．「できない」というと，禁止事項のようにとらえるかもしれないが，「自分との対話」は続けられている．この「自分との対話」は「内的会話」といわれ，声に出して他者と話し合う会話は「外的会話」といわれる．

通常の事例検討における，「何を聞こう」「なぜそれを聞いているのか」などの参加者の内的会話の多くは，他の参加者の発言を聞いているなかで忘れ去られがちである．事例検討の「自由に発言できる場」から一転して，「聞き手」と「話し手」に別れ，「自由に発言できない（声に出して発言できない）場」になることで，「聞き手」となる参加者は内的会話を意識することになる（自分のペースで考えることができるようになる）．

参加者に，聞き手でいられる場を保障し，リフレクティング・プロセスの終了後（通常の事例検討に戻った後）は，また「自由に発言できる場」を保証することがファシリテーの重要な役割である．

※：リフレクティング・プロセスの実際については，4章「5. 事例提供者を支持するだけでは事例検討が深まらない事例」p.93を参照．

く否定的・絶望的な感情が事例検討の場に発生することがある．

このようなとき，ファシリテーターは参加者の一員でありながら，他の参加者全員の感情を受けとめる役割がある．ただし，「すべての感情を受けとめること」と，「解決すること」は別の問題である．感情を受けとめる方法としては，例えば「事例提供者のケアが患者のためになっていない」という怒りが参加者に生じた場合，参加者の実践に根差した体験をもとに，事例提供者へ直面化[★1]を行ったり，参加者に質問をして怒りを表現してもらったりする．

★1：2章「2. 事例検討会の基礎知識」p.15を参照．

「進行を止める」ことに反応する参加者がいた場合

　「進行を止める」こと自体に反応する参加者もいる．そのようなときは，「前に進むためにいったん時間を巻き戻したい」ことを参加者に伝え，これまでに何が話されていたのかを参加者で共有する．その際，ファシリテーターは，それまでの検討で何を得ているのか，参加者に何が起こったのか，会話を妨げている出来事があれば，それが何かについても考える．

◎引用文献
 1）キース・チューダー，トニー・メリー（岡村達也，監訳）．ロジャーズ辞典．金剛出版；2008．p.170.

2 ファシリテーターの実際

事例検討の場の雰囲気づくり

ファシリテーターは，事例検討の場の雰囲気づくりを，参加者の協力を得て行う．ファシリテーター一人ではなく，参加者全員の力でつくり出した場の雰囲気は，新たな事例検討の展開を促す．事例検討は，かかわりが難しい患者に対して望ましいケアの条件を整えていく過程である．

事例提供者による事例報告を聞いたときに，参加者の態度はおおむね二分される．「この事例，自分も経験がある」という場合と，「え，こんなこととってあるのか」と驚き，どのように対応したらよいか戸惑う場合である．どちらにせよ，最初の受けとめ（自分のなかに生じる気持ち）が，はじめの「場」の雰囲気をつくっていく．参加者の雰囲気が一体化する（予測できる展開になる）こともあれば，参加者の経験や考え方の違いが化学反応を起こし，参加者が予想もしない展開を生むことがある．

予想できる展開は，最初から事例の「問題点」と「解決策」を，参加者が共有してしまう雰囲気のあるときに起こる．参加者によっては「最初に落としどころがわかった」という感覚を語ることがある．だが，これはとても危険な状況である．今までの経験や既存の方法にあてはめ，「解決策」を導き出した気持ちになってしまっているからである．

事例提供者は，「わかっていることなのにできない」「繰り返し試みているのにうまくいかない」という現実的な葛藤を抱え「何とかしたい」と，もがいている気持ちが参加者に伝わらないことを感じて，この事例検討では「予想もしない展開は生まれない」と事例提供者になったことを最初の時点で後悔してしまう場合もある．

参加者は「望ましいケアを生み出す場の雰囲気」からは，ときに予想もしないダイナミックなケアの展開が生み出されるということを忘れず，事例検討にのぞんでもらいたい．

「望ましいケアを生み出す場の雰囲気」をつくり出すためには，必要に応じてファシリテーターが参加者に，基本的な役割（**表1**）を提示することも必要である．

参加者（事例提供者以外）に求める心構え

初めて事例検討に参加する人には，以下の参加者の心構えについて，事例検討前に主催者やファシリテーターがオリエンテーションなどで伝えて

表1 ファシリテーターが参加者に求める役割

- ・参加者は，かかわりの経過を正確に共有することから始める
- ・参加者は，自分が感じたこと，気づいたことを率直に語る
- ・参加者は，自分のケアを通して，望ましいと思うケアを語る

おくことが望まれる．

■ 事例提供者を支持する気持ちからスタートする

　事例検討会は個人が個人を指導する「スーパービジョンによる指導」[★1]ではなく，グループとしてお互いの資質を高め合うための活動である．そのため，事例検討のはじまりにおける参加者の心構えは，事例提供者が患者とのかかわりで，困難な状況下にあっても望ましいケアをめざして，「あきらめずにいることを支持する」ことを基本とする．

★1：1章1-「column」p.5を参照.

■「ケアに立ち会う」気持ちになる

　事例提供者の経験はさまざまである．事例検討での話題は患者が中心になるため，どのような施設で，どのような人たちとチームを組んでいるのかについては，なかなか共有されにくい．多くの事例提供者は，「現状のケアに満足していない」ことが事例提供の起点になっている．それを何とかしたいという気持ちが事例提供者を動かし，支えている．その気持ちを言い換えると，「患者へのケアの責任を果たしたい．そのために，事例検討で参加者の力を借りて，新たに望ましいケアを始めたい」ということになる．参加者は，事例提供者の動機に常に立ち戻り，一緒にケアを行う場所で「ケアに立ち会う」という気持ちになることが望まれる．

■ 事例提供者と同じ視点に立ち，体験を共有する

　ケアに「立ち会う」ために参加者は，事例検討開始前の「経験ある一看護師」の視点をもちつつ，事例検討開始後は事例提供者の先輩や同僚のように，同じ現場で患者をケアする視点に立つ．そのうえで，先輩や同僚のように事例提供者を支援する役割を果たしながら，望ましいケア，新たなケアを模索していく体験を共有する．

事例提供時に求める心構え

■ 自分の意思で事例提供したくなることを待つ

　かかわりが難しい患者と出会ったとき，当然ながら関心は，「患者」に対し最も強く向けられている．しかし同時に，「自分のケアの姿勢，方法」にも関心が向けられていることがある．これは事例報告用紙には記入されていない，隠れた動機が存在しているといえる．しかし，自分のケアに対する反省や後悔を，他の看護師に表明するのにためらいが生じるのは，自

Memo 事例検討会での共通体験が与える臨床への影響

事例検討会はグループで取り組まれる．しかし，参加者の内面では，事例を聞いて思い浮かんだ患者と自分との1対1の濃密なやりとりが行われている．思い浮かぶ患者や場面は異なっていても，同じようなやりとりが参加者全員のなかで行われており，参加者の共通体験となる．この体験の影響は，事例検討中に実感できなくとも，事例検討終了後，臨床に戻ったときに（自分のケアへの影響に）気づき，よい変化を感じることができるはずである．

表2 患者理解とその説明のために準備しておきたい資料

- ・患者の出生時からの生活史
- ・家族関係図 (特に家族の離合集散がある場合)
- ・患者の発病時期の出来事
- ・病状の出現が生活に与えた影響 (病状の出現によって失ったものの有無, 失った経緯)
- ・患者にとってライフサイクルごとの重要人物 (患者との関係を含む)
- ・社会的事件があったときの患者の年齢と, そのときの患者の社会的な所属, 社会との距離
- ・生活するうえで強迫的にではなく, 確実に守っていることがあるか (秘密は無理に暴かない)
- ・心を許せる人との「出会い」や濃密な人間関係を結んだ人の有無 (いる場合は, 現在のその人の状況)
- ・患者のコミュニケーションのスタイル, 非言語的な会話を楽しむことができるか (例:目くばせのサインを送るなど)

然なことである. また, 自分で気づいていないこともあるが, もともとの自分のケアへの自信が揺らいでいたり, 別な患者とのかかわりが気になっていたりする場合もある.

このような場合, ファシリテーターは無理に表明させることはしない. 自分の意志で事例提供したくなるのを待つことが望ましい.

■ 事例検討の出発点を思い出してもらう

事例提供においてよくある例は, 上司や研修委員会などから促されて, 事例提供をすることである. それに応じて事例提供をした場合, 事例報告が機械的・形式的になり, 事例検討で質問をされたときに, 批判されているような気持ちになりやすい. また, 看護師の職業上の特性による「間違いは許されない」「患者をよくするためにできることを探そう」という「正論」だけで事例提供をした場合, 期待に応えようとする役割意識を確認するだけの事例検討になってしまう. 結果, 満足度が低くなり, 事例検討会に対し負の印象を残して終了することになりかねない.

そのため, 「現実にはうまくいかない, 見通しがなかなか得られないことがあり, 事例検討はそこから出発する」ことを思い出し, 取り組んでもらう.

■ 患者説明 (患者を理解してもらうため) の資料

事例の患者が複雑な背景を抱えているとき, 短い事例報告の時間内で患者について説明をする (理解してもらう) ことは難しい場合がある. そのため, 事例報告用紙とともに**表2**のような内容を盛り込んだ資料★2を用意するとよい (事例報告用紙と一緒に事例検討会で配布してもらうこともできる). これは, 参加者に患者を理解してもらうためだけでなく, 事例提供者自身の患者理解を深めることにもつながる.

Memo

「これだけやっているのに患者がよくならない (変わらない)」という看護師の苛立ちから事例提供をするときには, 「患者は症状から回復したいのにどうにもならない自分に対し, 苛立っていないか」「患者と看護師の負の相互作用は起こっていないか」を確かめてみることが必要である.

★2:付録「3. 患者理解とその説明のために準備しておきたい資料」p.114を参照.

Memo

患者からの看護師への期待は, 転移・逆転移の関係性をもち出すまでもなく, 臨床の場で常に起こりうる現実である. 精神科の医療者として受けとめなくてはならないことである.

column

問題がない患者にみえても，患者背景を探ってみる

　事例検討の教育研修などでは，開催がルーティン化している場合がある．その場合，比較的取り組みやすい，無難にこなせそうな事例が提供される傾向がある．事例検討の研修を担当したことがある人なら，「問題がないことが問題」という事例に出会ったことがあるのではないだろうか．

　しかし，ファシリテーターとしては油断できない．「ほどよいかかわりのできる患者」であっても，入院自体が，その患者の人生を考えれば軽く扱えない出来事だからである．本来は「とっくに退院していてもおかしくない患者だが，引き取り手の家族の拒否が強い」「積極的な治療はほとんどしていないが，退院すれば再発するだろう（過去に再発の経験がある）」などの事例では，入院を継続している背景に厄介な感情問題が潜んでいることがある．患者だけではなく医療者側にあきらめの感情があったり，入院患者として留まっている理由が別にあったりするかもしれない．場合によっては入院している病院，あるいは地域，患者の家族などの感情の渦のなかに患者だけが取り残され，一人で必死に受けとめている可能性もある．

　以前に，ロボトミー手術のあとがあり，入院して50年以上経過している患者がいた．その患者は，「家族のことは忘れた．それは仕方がない．しかし，どうして私はここにいるのかがわからない」と言っていた．その患者が手術したことを自覚しているのかどうかは聞けなかった．しかし，この言葉によって，この患者が生まれてから現在に至った歳月をたどらなければという思いに駆られた．患者はどのような親のもとで生まれ，何を見て，どのような言葉をかけられながら育ったのか．また，どこの学校に通い，何歳まで教育を受け，仕事に就いたときにはどのような先輩や同僚に囲まれていたのか．腹を割って話せる友人はいたのか．このような疑問が頭のなかを一瞬にして駆け巡った．「患者が一人で生きてきたのではない証」を探すことも，ケアの一つである．

事例検討の進行

事例報告の場面

　事例報告の内容が，事実なのか意見なのかを聞き分けることが必要である．意見の場合，事実が不明な内容が含まれることがあるため，質問の答えに「推測」が混在しやすくなる．その場合，間違いを指摘するのではなく，事実と推測を区別するように参加者全体に促していく．

■事例報告者への配慮

　事例提供されるのは，患者とのかかわりが難しい事例である．そのため，事例検討では，患者とのかかわりのなかでも，細部のケアの確認や不明な点に関する質問が多くなる．事例提供者の返答によって，何度も同じような質問が繰り返されたり，参加者とともに沈黙したりして，時間が費やされることもある．すると，事例提供者の返答に，満足できずに苛立ったり，不満を感じたりする参加者が出てくる．

患者の人間関係をひもとく

　個人の歴史からひもといていかなくてはならない事例検討がある．その際には，人間関係がキーワードとなる．

　たとえ親子であったとしても，愛情の交流があるとは限らず，親戚づきあいの濃い・薄いにも，相当な個人差，家族差がある．このように一見，あたり前のことが，「専門職の慣れ」から見落とされることがある．

　患者の精神疾患発症以前の家族関係が，病気の回復に大きく影響することは看護師にとって常識である．しかし，家族関係を綿密に観察したり，家族から患者の子どもの頃の様子を聞き取ったりすることをしているかといえば，していないことが多いのではないだろうか．ファシリテーターとしては警鐘をならすべき事項である．

　「家族にもプライバシーがある」という言葉を，患者の家族が発する場合は，その家族の「防衛」としてみることができるが，医療者が発言する場合は，患者理解の努力を放棄しないように理解してもらう必要がある．家族に聞き取りをする場合は，もちろん「発病の責任が家族にある」という印象を与えない工夫が必要である．一方で，患者の語りたくない背景や感情の深みにも立ち入らなくてはならず，家族内の秘密を知る場合もある．しかし，これは医療者の本来の業務であり，患者の家族に直接に聞くことは「患者の歴史と事実をめぐる対話」であり，広い意味では治療行為である．また，患者の病状に影響することはスタッフで共有する必要がある．

　患者へのかかわりを進めるには，事例検討などによる「ケアの見直し」によって，ケアの方向性を定めていくことと同時に，ケアの実施にあたっては，医療者の倫理観と意識の変革が常に求められる．

　また，質問者は事例に関する正確な情報を知りたいだけだが，質問を一手に受けることになる事例提供者は，時に孤立を感じることがある．事例提供者が，自分やスタッフの患者とのかかわりの結果を評価されている，批判されていると，受けとめてしまうためである．その結果，事例提供者は傷つけられたと感じたり，事例提供後にめざそうとしていた新たなケアの展開への動機づけが低下することにつながったりする場合がある．

　ファシリテーターは，事例検討会の場で問題が生じたときは，その原因を参加者に率直に聞く．事例提供者と参加者のあいだで負の感情が生じているときは，まず参加者に質問の真意を聞き，事例提供者に対し正確に質問の内容が伝わっているかを確認する．必要があれば話し合いを止めて，ある質問まで戻り，事例提供者にだけではなく参加者にも質問する調整役を担う．また，事例提供者への一方通行の質問にならないように，参加者同士の会話を促す役割も果たす．

事例検討の場面

■ 質問者の真意を明らかにする

　参加者からの質問や意見は，事例提供者にその意図を正確に伝えるため，「なぜそのことが知りたいのか」を参加者に聞いて明らかにしなくて

参加者の所属が同一の事例検討会と，異なる事例検討会

　事例検討会は，臨床の場を共有している人で開催する場合と，異なる臨床で活動する人が集まり実施する場合とで違いがある．

　臨床の場を共有している事例検討会は，参加者はすでに職場での濃密な対人関係が構築されており，言葉ですべてを説明しなくてもよいという条件がある．

　その一方で，参加者の臨床の場が異なる事例検討会では，参加者の「臨床体験の重ね合わせ」に時間を要するが，そのこと自体は事例検討会を行ううえで不利な条件にはならない．臨床の場の違いを知ることには，発見と出会いがある．事例検討を通して，自分の経験していない臨床の場で，看護師として自分がケアする疑似体験が得られるのである．

はならない場面もある．

　例えば，「なぜそのケアを患者に行ったのか」という質問は，ケアを行った理由を知りたいための質問なのか，一般的な知識と異なっているのではないかという質問なのかが，不明確になりやすい．質問をされた事例提供者が，どのように答えたらよいか迷うようであれば，発言者に真意を確かめる．

　また，ファシリテーターは，参加者の個人の特性を見抜くようなことはしなくてよいが，事例検討のはじめから穏やかすぎたり過激すぎたりする参加者には目を向けておかなくてはならない．加えて，ファシリテーターの意向に合わせた感情表出，つまりファシリテーターのご機嫌をとろうとしたり，消極的な受けとめをしているのに自分をカモフラージュしたりする参加者もいるため，要注意である．見極めるためには，検討を軌道に乗せることだけに注力するのではなく，事例提供者やファシリテーターへの積極的な意見が続くときなどに，その背後に何が意図されているのかを考えることにも力を注ぐことが必要である．

> **Point**
> ファシリテーターはまず，発言の背景にある意図を考え，発言の真意について理解できるようにする．

■ 質問を整理する

　参加者の質問が次々に続くようなときは，いったん流れを止めて，出されている質問を整理する．参加者全員で，質問内容を確認することにより，場の流れがスムーズになるようにする．

■ 参加者の一員として発言（質問）する

　ファシリテーターの質問は，一般的な病状や問題点を列挙するのではなく，事例の患者の過去のかかわりのある人々へのきめの細かい聞き取りなどによって解明しようとすることに結び付く内容がふさわしい．症状の鎮静や再燃の対応と同等に，患者の来歴についても話し合うことによって，事例検討の動機に関する話し合いが深まっていくとともに，ケアの取り組

みの手ごたえも得られていく.

■自由に発言できる場を提供する

　患者の哀しみや痛みについて共感するからこそ，参加者の感情が湧きあがることがある．その感情をファシリテーターが受けとめる[★3]ことで，参加者に「自由に発言できる場」を提供できる.

　一方的な怒りの発露は，グループの成熟度が低いために起こるという考え方もあるが，参加者同士が信頼しているからこそ批判的になれ，査定的な態度や直面化されたときに感情表出ができるともいえる．このように考えると，事例検討のグループは「看護師として信頼できる感情豊かな集団」ということもできる.

経験を積む

　ファシリテーターは特別な人ではなく，事例提供者や参加者として事例検討会への参加を重ね，経験を積んだ人が担うものである.

　事例検討は，参加者同士がケアを伝え合いたいという感情から出発する，看護師同士のコミュニケーションの場である．そのため，自分の個性，感情，思考などを，信頼のできる事例検討の先輩と相互に確かめ合うことがファシリテーターとしての成長の第一歩となる.

　また，事例検討を通して「患者をケアする模擬体験」の積み重ねは，ファシリテーターとしての想像力を高めることにもつながる．事例検討会は，個々の患者へのよりよいケアの提供という目的を通して，看護師として成長する機会となるが，ファシリテーターとしても同じことがいえるのである.

Memo　事例検討で得られること

事例検討では，参加者全員で，患者へのかかわりの経過を振り返ることにより，新たなケアや関係性の可能性を試みようとする意欲を高めることができる．その結果，事例提供者だけではなく参加者も自分の持ち味を豊かにすることができる．同時に，事例提供者は患者とのこれからのケアなどに新たな方法を展開していくことができる．この経験は，事例検討で「自由に発言できる場」が保たれることによって実現する.

★3：本章「1．精神科事例検討とファシリテーション」p.28を参照.

3 倫理的配慮

医療における倫理観の変化

　精神科領域は，医療などの社会サービスのなかで，とりわけ倫理観を求められる分野である．特に現代でも指摘されている精神科医療の閉鎖性は，精神科医療の体制が有している「その人が望まない入院の実施」という社会的な要請と表裏一体の関係にある．

　一方で，例えば，がん患者や認知症患者の「社会的な進出」や「社会的な活動」がメディアなどに登場する機会は増えている．それにともなって，倫理観も少しずつ変化している．このように，病気のあるなしにかかわらず，生きていくうえでの対等性は高まりつつあるが，まだ人々の疾患や障害に対しての認知度や理解度に決定的な変化が起こっているようにはみえない．その責任の一端は，患者の生活や感情について知っている医療者，すなわち看護師にもあると思われるが，こちらについての詳細は成書に譲りたい．

　倫理感についての関心は高まってきているのに，人々の行動を変化させるまでには至っていない原因は何なのか．精神科領域において考えると，特異的な倫理構造をもっているからなのであろうか．このようななかで，事例検討においての倫理観の変化はどのようにとらえればよいだろうか．

　本稿では，精神科領域の事例検討会の倫理的側面について検討する．

学習活動における倫理的配慮

学習方法としての事例検討のメリット

　精神科領域で働く看護師が，倫理的な態度を堅持して，臨床で力を発揮する（ケアをする）ためには，医学的知識の習得と対人技術の向上が必要である．この対人関係の基本的な技術を学び直すための手段の一つとして，事例検討がある．

　事例検討は，看護師が毎日のケアのなかで気がかりになったことや，ケアを継続することに困難を感じていることを放置しない取り組みである．また，よりよい実践方法と望ましいケアを模索する手段でもあり，自己研鑽を目的にした学習方法として位置づけられる．その学習においては，患者ケアそのものが学習材料，検討の素材となる．つまり，臨床の現実から

表1 ビーチャム・チルドレスによる4原則

1. 自律性尊重の原則 (患者の考え方, 選択, 行動を尊重する)
2. 無危害の原則 (患者に危害を与えない)
3. 仁恵の原則 (家族の幸福や利益になるように行動する)
4. 正義の原則 (患者を平等に処遇し, 資源を公平に分配する)

(日本精神科看護技術協会, 監. 実践 精神科看護テキスト〈改訂版〉第1巻　看護実践/看護倫理. 精神看護出版；2011. p.167 より)

離れずに学習することができ, かかわりが困難と感じているケアについて, 継続的に責任をもってじっくり考えることができるメリットがある.

　臨床の問題を「学習」として取り組めるということは, 看護師が次のケアについて考えるときに同僚や先輩看護師の力を借りながら行えるということであり, ケアに取り組む勇気が得られることになる. ケアに対する取り組みが強化されることは, 患者のメリットにもなる. 看護師が「患者の求めること」について, 今まで気づかなかったことを見つけたり考えたりすることは, ケアの展開や広がりにつながるからである.

　医療資格 (国家資格) を有する看護師が臨床において, 自らの業務であるケアを見直すことは, それだけ困難な臨床状況にあることを意味している. ケアの見直し作業を行う事例検討が, 「臨床で生じている, 複雑で困難な関係性の再構築に寄与する活動である」といわれる所以である.

　事例検討会の参加者で, ケアを見直す経過と結果が共有されることは, どこの臨床でもかかわりが困難な事例があり, 悩みながらケアを続けているのは自分だけではないと, 感じられるメリットがある.

「経験が秘密にされない」ことのメリット

　学習活動の経過と結果が共有されると, 事例検討提供者だけではなく参加者全員の経験となり, ケアの広がりが共有される. そこで検討された方向性は, 誰がいつ, どこで試みても自由である. さらに, その結果のフィードバックが得られれば, 看護師の経験の蓄積はより増していく.

　この成果は他の領域の専門職も自由に使うことができる.「経験が秘密にされない」という公開性は, 倫理の原則でもある.

「自由」「権利」「多様性」が尊重される事例検討

　ビーチャム・チルドレスによる4原則 (表1) によると, 事例検討会は, 事例の患者と看護師の「自律性尊重」「無危害」「仁恵」「正義」が確保されているといってよいであろう. その患者にふさわしい, よりよいケアを提供しようとするために, ケアを提供する側と提供される側の「自由」「権利」「多様性」が尊重されているのである.

　ファシリテーターは倫理原則を意識し, 事例検討を深めるうえで参加者

column

臨床における倫理的配慮

　看護師は，事例検討の場においてだけではなく，日常の臨床においても，倫理的な配慮に基づいて患者のケアを行うことが求められる．

　精神科の臨床においては，「本人の意思によらない入院」「閉鎖処遇」などが存在し，患者が自分の意思を表明する機会や自由に行動する権利が制限され，一時的とはいえ，人としての尊厳が侵害されてしまうことがあり，それは避けることができない．

　治療は本来，患者が自分の問題について，患者同士やスタッフと話し合い，自分の力で生活上の問題を解決していくための方法を身につけるプロセスでもある．患者同士の支え合い（話し合い）は，「発病によって失ったもの」「傷ついた体験」「人と人とのつながりの感覚」などの回復に最も必要なことである．また，スタッフと話し合う前提として，看護師と「安全な関係」を築く

こと（人と人とのつながり）は不可欠である．

　病棟内においても，立場の違い，考え方の違いから生じる問題を当たり前のこととはせず，患者が納得できる説明を行う．実施する行動制限がケアの原則に反していないかをスタッフ全体で分析・評価し，多職種の医療者間での話し合いを進めていく過程は，事例検討において，ファシリテーターの「倫理的な態度」の基礎となる経験になる．

　このような経験を活かしファシリテーターは，事例検討において，参加者のそれまでの常識や役職，立場に縛られずに，「率直に語り合える場」をつくり出す．また，倫理的な配慮を行った経験を活かして，事例提供者が一人で問題を抱え込まず，これからのケアを充実できるように，療養環境全体を整えていけるようにファシリテーションしていくことが必要である．

表2　事例検討で求められる倫理的配慮

1．事例検討にかかわる患者，家族，看護師等関係者の人格を尊重する
事例検討を行うときには，検討の対象者のみならずその家族，患者にかかわる医療者とともに参加者の人格，人権を尊重し，害をなさないように配慮する
2．事例検討のための資料の作成と保管は厳重に行う
事例検討の実施プロセスは，記録することがのちのちの振り返りにおいて重要となるが，事例報告用紙や記録用紙に書かれている内容は個人情報であるため，提出した事例報告用紙は事例検討会終了後に参加者個々の判断に委ねず，運営管理者の責任においての対応（回収し裁断するなど）を明確にしておく
3．事例検討で話された内容は，看護業務に課せられた守秘義務と同等に扱うことが参加者全員に求められる
「もやもやしている気持ち」が残ると，他者に話したくなることがある．思わぬところからの，患者情報の漏洩につながることがある．そのため，事例検討中，終了後に言い残したことがないか，参加者に必ず確認する
4．事例検討におけるファシリテーターの倫理観を保つ
ファシリテーターは，参加者が安全で自由に話すことができるように，どの参加者に対しても公平に接する

に問いかけ，批判的に吟味することを意図的に行う必要がある．

事例検討における倫理的配慮

　事例検討で，具体的に求められる倫理的配慮を表2に示す．

　事例検討の展開の過程では，必ず「関係性のアセスメント」が検討される．事例検討の話し合いを通し，ケアをめぐって患者や医療者の日常の対

人関係そのものが参加者に公開される．「患者―看護師」の関係は「素材」として直接的に扱われ，関係性を改善するための方向性は成果として参加者同士で確かめ合われ，参加者全員に発表される．限定された範囲とはいえ，このようなことが行われる事例検討会では常に倫理的配慮が行なわれなくてはならない．ファシリテーターは，事例検討の「はじまり」から「おわり」まで参加者が倫理的配慮についても考えているのか，確認しながら進めていく必要がある．

4章

展開が困難な
事例検討会の実際

1 本章の事例（模擬事例）を読む前に

実際に事例検討会を始めてみよう．本章では，ある事例（模擬事例）を通して，ファシリテーターの視点から事例検討会を解説している．

事例

本章の事例は，著者がこれまで，事例提供者やファシリテーターとして参加してきた事例検討会の経験をもとにアレンジして作成したものである．事例報告用紙の形式は目的によって異なるが[★1]，本章ではすべて日本精神科看護協会で使用している「事例検討会 報告用紙」を使用している[★2]．

参加者

架空の設定で仮名を用いている．参加者の所属は模擬事例の「自己紹介」で本人が述べたもので，診療報酬上の位置づけと同じとは限らない[★3]．

ファシリテーターのスタイル

事例検討会においてファシリテーターは，司会者が主催者を兼ねていたり，経験が少なかったりする場合，2人以上いることが望ましい．ただし，適任者が1人しかいない場合は，司会者と助け合いながら進行をする．また，リフレクティング・プロセス[★4]を展開する場合は，ファシリテーターが2人以上いないと，対話（会話）はできない．

本章の読み進め方

本章は1事例目[★5]に，「ファシリテーターとして着目してもらいたい視点」を盛り込んでいるため，まず1事例目から読み始めてもらいたい．また，参加者やファシリテーターの参加類型[★6]を読み取りながら，みなさん自身がファシリテーターとなった場合，どの参加類型になりそうか，役割として担えることは何か，にも関心を向けて読み進んでもらいたい．

サイドノートに記載されている「参加者の思考」（ファシリテーター以外）は，筆者たちのこれまでの事例検討会の参加経験や，事例検討会後の「振り返り」時に聞いた参加者の気持ちなどを参考に，明記したものである．

★1：2章「3. 事例検討の実際」p.19を参照．

★2：ただし本章では，スペースの関係上，「記載日」「所属施設/所属部署」「氏名」「事例提出締切日」は省略している．

★3：模擬事例のなかでも述べているが，ファシリテーターは参加者の特性をつかむために，参加者の事例検討会への参加動機，参加回数，事例検討での役割の経験などを確認しておくとよい．

★4：3章 1-「column」p.31，本章「5. 事例提供者を支持するだけでは事例検討が深まらない事例」p.93を参照．

★5：本章「2. 参加者の焦り，事例提供者の沈黙がみられた事例」p.47を参照．

★6：2章「2. 事例検討会の基礎知識」p.15を参照．

2 参加者の焦り, 事例提供者の沈黙がみられた事例

事例検討会の背景

- **主催, 開催場所**：職能団体が, 研修の一環として参加希望者の申し込みにより, 職能団体の研修室で開催.
- **時間**：120分間(事例検討そのものは90分間).
- **形式**：フリーディスカッション.
- **参加人数**：21人. 参加者はお互いに知り合いではない.
- **参加者 (ファシリテーターを除く19人)**
  事例検討会の経験：経験者13人, 未経験者(勤務先での事例検討会の経験を含む)6人.
  参加目的・動機：参加者の事例検討会への経験には差があるが, 共通して, この事例検討会の研修で事例検討の方法や展開を学びたいと考えている. また, 経験の有無にかかわらず, ファシリテーターや司会者の役割について身につけたいと思っている人もいる. 初めて参加する人でも, 今後, 職場での事例検討会の運営や進行を担う役割を期待されている人もいる. 経験者は, 日頃のケアの実践を振り返ろうと考えており, 事例検討を重ねることでよりケアの質を高めたいという参加動機をもっている.

事例検討会　報告用紙

・事例報告用紙は個人や施設, 地域を特定できる固有名詞や表現は避けてください. また, 事例検討会以外に使用いたしません.
・事例報告用紙は参加者へコピーを配布いたします. 事例検討会後は回収し, シュレッダーにて破棄いたします.

I. 事例のプロフィール(入院までの生活歴, 入院後の治療, 看護の経過など)

年齢(60)歳代　性別(男・(女))　かかわりの開始(2年前)頃から

　A県にて三人姉妹の三女として出生, もともと人見知りで無口だった. 高校卒業後は事務仕事をしていた. 20歳代後半に結婚, 男子を出産したが, 数年で離婚となった. その後, 夜間学校で保育士の資格を取得し息子を育てた. 40歳を過ぎて転職(詳細は不明). その頃から同僚や上司に対して攻撃的になった. そのため, 職場から両親に連絡があり, 解雇された. 総合病院の精神科を受診し, 精神科病院を紹介され, 41歳のときに初回入院となった(入院形態は不明). 初回入院後から10数回の入退院を繰り返し, 現在に至っている. 退院後に, 保育士として働こうとしたがかなわず, 商店などでパートなどを転々としていた. 入院時は, 精神不安, 不眠, 拒食があった. 大量服薬も数回あったようである. 患者は困ると, ときどき自分から警察へ駆け込み, 母親が患者を迎えに行き, 病院に連れてきて入院していた. 入院を拒絶する言動はあるが, 独歩で入院している.

　父親はかなり前に死去, 母親は高齢なものの健在(施設入所し音信不通). 県外で生活をしている息子は, 母親を大切にしている. 息子が面会に来ると患者はとても嬉しそうにしている.

　前々回の退院時にグループホームへ入居した. そこでは人の面倒をみることがある一方, 人の食べ物を勝手に食べてしまい評判はよくなかった. 入所から半年後にいなくなり, 数日後に他県で警察に保護され, そのまま再入院となった. 今回の入院後, 関係づくりが難しくなり, 不眠で夜間に廊下を歩き回ったり, 他の部屋に入っておやつを盗んだりした(何度注意されてもやめなかった). 声をかけると怖い顔をしてにらみ, 「バカ!」と叫ぶなど, なかなか軽快せず, 退院の目途がつかない.

II. 事例提供の動機(なぜこの事例を選んだのか, 何を話し合いたいかなど)

今の入院が長期化するのではないかという危機感がある.

III. 問題と感じている出来事と今後の見通し(援助をめぐって感じている困難さや行き詰まり, 患者やスタッフの言動に異和感を覚えた気がかりな場面など. プロセスレコードなどの添付も可)

病棟カンファレンスをしても, なかなかよいアイデアが出なくて困っている. 見通しがもてず, 行き詰まってしまい, スタッフはあきらめ気味. 何とか打開策がないかと思っている.

IV. 事例をめぐる臨床状況　(隔離室の有無, 他の病棟との連携, スタッフの配置数, 主治医の考えなど)

慢性期閉鎖病棟で, 定床は60床, 隔離室が2室. 看護師は15人, 准看護師は4人, 看護補助者は5人. 夜勤は2交代.

V. もし, この事例のかかわりにタイトルをつけるとしたら?

どうしたら退院できるの?

事例報告用紙
(日本精神科看護協会研修会資料より)

事例検討会

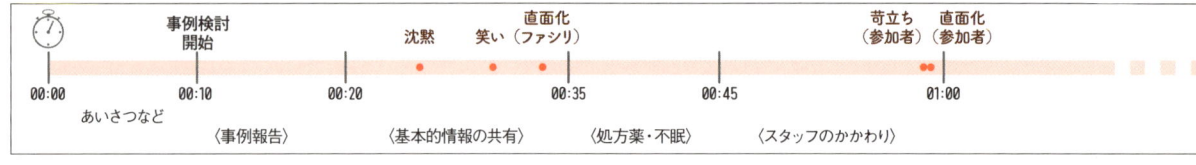

事例検討の主な「場」の動き
「ファシリ」はファシリテーター，「提供者」は事例提供者，（　）は行った人，〈　〉は事例検討の主な内容を指す．

開催のあいさつ，自己紹介，役割分担（⏱00：00〜）

武田：今回の司会者の武田です．まず，自己紹介を始めたいと思います．お名前と所属部署を話してください．

一同：（自己紹介を行う）

西池：自己紹介が終わったので，記録する人を決めたいと思います．どなたか記録をしていただけますか？

一同：（沈黙）

西池：メモ程度で大丈夫です．

田村：では，やります．

西池：ありがとうございます．時間は今から100分です．

武田：では，事例報告をお願いします．

事例提供者による事例報告（⏱00：10〜）

　患者さんは女性で，年齢は60歳代．疾患名は統合失調症で閉鎖病棟に入院中です．

　息子さんが一人いて，県外で生活をしています．息子さんは，患者さんを大切にしています．なかなか面会には来られませんが，面会時，患者さんはとても嬉しそうです．三人姉妹の三女で，詳しくはわかりませんが，父親はだいぶ前に亡くなり，母親は健在なものの高齢のため施設に入所し，音信はないようです．離婚していて，現在，夫は亡くなられているようです．今は退院をすると一人暮らしをしています．

　患者さんは高校卒業後，事務仕事をしていました．あまり明るい方ではなかったようです．29歳頃に結婚，出産しましたが，数年で離婚しています．詳しい理由はわかりません．その後，夜間学校で保育士の資格を取り，寮などで賄をされ，息子さんを育てながら暮らしていました．

　正確な年齢は不明ですが，40歳を過ぎて転職され，その頃から最初は同僚に，次に上司に対して攻撃的になったそうです．きっかけはわかっていません．職場で困り，親御さん，おそらく母親に「ご本人が精神的に不安定になったので仕事は続けられない」と連絡があり，解雇されました．母親が困って親戚に相談し，総合病院の，おそらく精神科を受診しまし

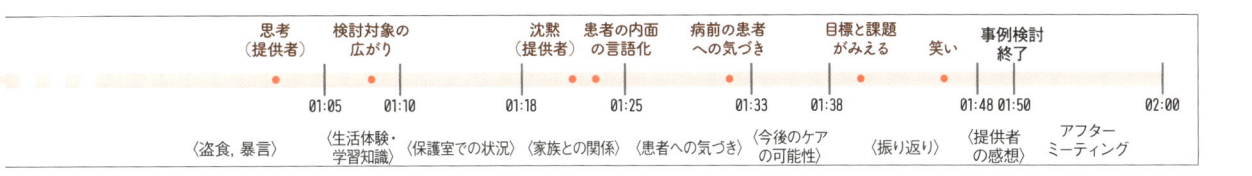

思考（提供者）　検討対象の広がり　沈黙（提供者）　患者の内面の言語化　病前の患者への気づき　目標と課題がみえる　笑い　事例検討終了

01:05　01:10　01:18　01:25　01:33　01:38　01:48 01:50　02:00

〈盗食，暴言〉　〈生活体験・学習知識〉〈保護室での状況〉〈家族との関係〉〈患者への気づき〉〈今後のケアの可能性〉　〈振り返り〉　〈提供者の感想〉　アフターミーティング

事例検討会での役割，発言者（13人）の現在の所属・事例検討会の経験

末安【ファシリテーター】：ファシリテーター経験30回以上．

西池【ファシリテーター】：ファシリテーター経験15回以上．

佐藤【事例提供者】：臨床経験6年目．慢性期閉鎖病棟に勤務．院外の事例検討会への参加経験はあるが，事例提供をするのは初めて．

武田【司会者】：臨床経験10年目．療養病棟に勤務．院内の教育担当として事例検討会を任され，ファシリテーターの勉強をするために参加した．事例検討会への参加経験はあるが，司会者は初めて．

田村【記録係】：臨床経験3年目．慢性期治療病棟に勤務．事例検討会への参加経験はほとんどなく，記録係も初めて．

島田：臨床経験6年目．慢性期治療病棟に勤務．上司に勧められて参加した．事例検討会への参加は初めて．

田中：臨床経験8年目．慢性期治療病棟に勤務．日頃からケアに悩むことが多く参加した．院内での事例検討会への参加経験がある．

山田：臨床経験4年目．急性期治療病棟に勤務．先輩に勧められて参加した．事例検討会への参加経験は数回．

村田：臨床経験8年目．精神科救急入院料病棟に勤務．院内外の事例検討会への参加経験がある．

黒川：臨床経験8年目．訪問看護ステーションに勤務．地域開催の事例検討会に参加している．

木村：臨床経験12年目．急性期治療病棟に勤務．院内で事例検討会を開催している．

前澤：臨床経験8年目．訪問看護ステーションに勤務．地域で開催されている多職種の事例検討会に参加している．

藤沢：臨床経験15年目．慢性期閉鎖病棟に勤務．院内の事例検討会への参加経験は10回以上．

（敬称略）

た．しかし，そこでは診られないと，精神科病院を紹介され，法的なことなど詳細は不明ですが，最初の入院となりました．41歳でした．

その後，10数回の入退院を繰り返して現在に至っています．退院後，保育士として働こうとしますがうまくいかず，工場や商店でのパートなどをして，転々としたようです．仕事が長く続くことはなく，服薬は退院するとすぐに中断していたようです．これは母親からの情報です．入院時は，精神不安，不眠，拒食があり，大量服薬も数回あったようです．

母親が施設入所するまで，薬は母親が管理していました．医療者や地域の福祉関係者などの援助はなかったようです．患者さんは，ときどき困ると，自分から警察へ駆け込み，母親が警察へ迎えに行き，病院に連れてくるパターンだったようです．入院に対し拒絶する言動はありますが，記録上は独歩で入院しています▶1．

前々回の退院時に，勧められてグループホームに入居しました．デイケアにも参加するように勧められたようですが，参加したのは最初だけだっ

▶：参加者の思考

＊：事例検討のポイント

▶1末安：拒絶する言動がありながら自ら入院するということから，何が読みとれるだろうか．患者さん本人も困っていたので，入院に同意する気持ちをもっていたかもしれない．一方で，抵抗することはできないというあきらめもあったかもしれない．

49

たようです．グループホームの利用者とはうまくいっていたようで，他の人の面倒をみるようなこともあったようです．ただ，他の人の食べ物を勝手に食べてしまうようなことがあって，評判はよくなかったようです．

　入所から半年後，買い物に行った後，不意にいなくなり，数日後に他県で警察に保護され，病院から迎えに行き，そのまま再入院となりました．かたくなな感じは変わらず，他県にどうやって行ったのか，何の目的だったのか，結局，患者さんは説明をせず，わかりませんでした．今回の入院後，今までよりも関係づくりが難しくなり，夜間も不眠で廊下を歩き回るなどしています．他の部屋の患者さんのおやつを盗ってしまうことが続発し，何度注意してもやめようとしません．今では，声をかけると，怖い顔をしてにらんだり，「バカ！」と叫んだりします．

　この事例を選んだのは，今回の入院が長期化するのではないかという危機感からです．病棟カンファレンス（以下，カンファレンス）でも，なかなかよいアイデアが出なくて困っています．見通しがもてず，行き詰まってしまい，スタッフはあきらめ気味なので，何とか打開策がないかと思っています．

　患者さんが入院している病棟は，慢性期閉鎖病棟で，定床が60床，隔離室が2室あります．看護師15人，准看護師4人，看護補助者5人がいます．夜勤は2交代です．

事例検討

■ 患者の基本的情報の共有（🕐 00：20〜）

武田：佐藤さん，ありがとうございます．では，みなさんからご質問をお願いします[*1]．

一同：（しばし沈黙）[*2]

末安：この場はクローズですから正確な年齢を教えてください．

🖊 **ファシリ point !** ファシリテーターは参加者として発言することを知らせるとともに，基本的な質問もする．

佐藤：62歳です[*3]．

末安：昭和31年生まれかな[*4]．

佐藤：はい，そうです．

末安：このなかには同じ歳の人はいなさそうだね（笑）．私が一番近い年齢のようだ．この患者さんは年齢にふさわしい外見や雰囲気ですか？[*5]

🖊 **ファシリ point !** 事例検討のはじめに質問が出ない場合，患者と事例提供者の関係性がわかるように基本的なことから確かめる．ファシリテーターも参加者として事例提供者の発言を補いながら，患者とスタッフとの関係性，臨床状況を明らかにしていく．時にはユーモアも交える．

---

*1：司会者が最初に質問してもよい．

*2：司会者は進行させることを考え，無理に発言を求めてしまいがちである．しかし，参加者は事例報告を聞いていろいろな印象を感じ，思いを巡らせているので無理に発言を求めなくてよい．

*3：守秘義務のことも考えて，事例報告用紙（p.47を参照）では正確な表記をしていないが，正確に考えるためには必要な情報である．

*4：患者の世代が育った社会環境を考えることも必要である．同年代の考えは，時代の気分を共有しているのでヒントになることがある．

*5：患者のことを考える手がかりとして，参加者の一般的な「人に対する関心」「人を見る目」について問うことにもなる質問である．

佐藤：いや，ちょっと子どもっぽいというか，つかみどころがないというか．すぐに豹変するのでつかみにくいです▶2．

末安：話がじっくりとできない感じですか？▶3

佐藤：できれば，わざわざ話したくはない感じですね．自分から話しかけてくることもたまにありますけど，何を言いたいのかわからないですし，すぐに，にらんで，ぷいってどこかへ行ってしまいます▶4．

末安：それが嫌なの？▶5

一同：（笑う）

末安：この患者さんのことを心配しているのではないの？ 本当はできればかかわりたくないという感じなのかな？

🖊**ファシリpoint！** 事例提供者に対する直面化である．直面化は，患者の全体像がわかり，場に慣れてきた事例検討の後半に行うほうが事例提供者は安心できるが，事例検討の動機を確かめる展開になりそうなときなどは，前半（はじめ）でも行うことがある．

佐藤：いやー，あのー，そうことはないですけど．いや，でも正直言うと，そういう感じです▶6．

末安：そうなんだ．

🖊**ファシリpoint！** 緩やかなやりとりにみえても直面化は場の緊張を生む．そのため，事例提供者が患者をどのように受けとめているのかの反応によって，さらに直面化を図るのか，一側面が明らかになったので区切りをつけて次の展開に進むのかを，事例提供者と参加者全体の雰囲気をみながら判断する．

佐藤：私はそうではないですけど…．チームのスタッフはあまりかかわりたくない感じかな…．たぶん，この患者さんに苦手意識があります▶7．

■ **処方薬・不眠の状況**（⏱00：35〜）

末安：今の処方薬，わかりますか？

🖊**ファシリpoint！** 患者の治療やケアについてはどのような流れで聞いてもよい．時間が限られているため，事実経過の確認を通した場面転換のために聞いている．

佐藤：レボトミン®が中心で，かなり飲んでいます．正確にはわかりません．今は変わりました．主治医が変わったので，薬も変更になっています．

末安：主治医が変わったのは，なぜ？▶8

佐藤：院内の医師の定期病棟異動です．服用については，レボトミン®で一度，低血圧症状になったのでやめましたけど，やっぱり不眠になって再開しました．

▶2末安：病状，問題点などの特異的なことではなく，患者さんとの関係のなかで事例提供者が把握している「患者の人柄」である．もし，病気でなかったら，この患者さんはどのような人なのだろうか．

▶3末安：事例提供者の発言を置き換えることにより，患者さんとのコミュニケーションのスタイルを共有する．限られた時間なので率直に聞こう．

▶4末安：患者であるため，正面から取り組もうとしているが，患者さんが少しひねくれた態度をとるとスタッフは無視されたと感じている．

▶5西池：仕事では好き嫌い（私的な感情）をもち込むべきでないという建前を崩す発言．嫌いなタイプ，苦手なタイプ，逆に好ましいタイプなど，誰にでもいる．

▶6佐藤：正直に言うほうが，この患者さんのことが伝わり，より検討を深めることができるのではないか．

▶7末安：患者の問題行動を焦点化しての事例提供だったが，スタッフが患者さんに接するときの戸惑う感情の状態が明らかになった．

▶8末安：スタッフは主治医交代を日常茶飯事，やむを得ないこととしてみているが，患者さんにとっては，治療の変更が起こりうるという不安をもち，大きな意味がある．そもそも理由も告げられない交代は，見捨てられたような感じを受ける．

島田：不眠で困ることは何ですか？▶9

佐藤：消灯後，廊下とホールを行ったり来たりして寝ないことです．

末安：歩き回っているのに，疲れないのかな？▶10

✒ **ファシリpoint！** 患者であるかどうかは関係なく，「運動したら疲れる」
という一般的な視点を投げかける．スタッフの感性や臨床状況を反映し
ていると考えられる発言があった場合には，すぐに反応して確認する．

佐藤：時には寝てもらうため，「不眠時の指示」で注射をすることもあり
ます▶11．それでやっと自室に戻ってくれます．注射が効きますから，隔
離室は使いません．

山田：注射の拒否はないのですか？▶12

佐藤：はい．怖い顔をして「バカ！」と言われることはありますけど．

■ スタッフのかかわりと患者の反応（⏱00：45〜）

田中：事例提供の動機で，「スタッフは見通しがもてない」と話されまし
たが，カンファレンスではどのようなことを話し合っていますか？　ど
のようなことが計画にあげられているのか，もう少し教えてください．

佐藤：このとき，一番困っていたのは不眠です．毎日，主治医にも報告し
ていました．昼間は油断すると臥床するので，「アクティビティが必要だ，
活動させよう」となり，作業療法などに誘うのですが，絶対に行きません．
少し強く勧めると，にらんで「バカ！」の一言が出ます．時には，にらむだ
けでなく大声も出します▶13．

　カンファレンスなどで，不眠時にどうケアするか，話し合いました．結
局，患者さんの気がまぎれることはないかということになり，昼間はテレ
ビを見ていることが多いから一緒にテレビを見る，お菓子が好きだから一
緒に買い物に行くなどはどうか，となりました▶14．落ち着かせ，一緒に
話してみようと，いろいろ試しましたが，結局は続かなくてダメでした．

　スタッフで夜の行動を何とか変化させていきたいと考え，薬も変えても
らうことを主治医に依頼しましたが，それも効果なくダメでした．そこ
で，環境を変えてみようと夜間，4週間くらい隔離室を使ってみました
が，この試みもうまくいきませんでした．

末安：夜間の不眠時の対応策で，隔離室を使用して行動制限を図ったとい
うことですか？

✒ **ファシリpoint！** 事例提供者のケアの評価について，参加者の発言が得
られにくい状況であれば，ファシリテーターが確かめる．

佐藤：はい．それで主治医が，そのあいだに服薬調整をしました．一度，
断薬もしましたが▶15，状況は全然変わらず，結局，今の状態に戻った感
じです．今後，どのようにしていけばいいのか，方向性がみえない状況で

▶9 島田：この患者さんの眠れ
ない理由を知りたい．

▶10 末安：患者さんの眠れな
い状態について，どう思って
いるのか．

▶11 末安：繰り返される行動
に対しては，スタッフの反応
も同じパターンになりがちで
ある．患者が答えてくれない
場合，仕方ないと片づけてし
まいがちである．

▶12 山田：もう少し，患者さ
んの言動を通して，様子を聞
きたい．なぜ拒薬をしていな
いのだろう．

▶13 末安：拒否の理由を患者
さんに聞いていない．聞いて
も答えないから聞かないのだ
ろう．

▶14 末安：患者さんに合わせ
た工夫をしている．何とかし
たいという気持ちが伝わって
くる．

▶15 末安：主治医は診断の見
直しをしようとしている．ス
タッフはそのことを医師と共
有しているのか．

す．自宅に退院するのか，施設に行くのか，どうしようというカンファレンスもしました．話し合いはしましたけど，まとまらず，悩んでいます．

田中：それで悩まれて，夜間の不眠が問題だと感じているのですね？▶16

佐藤：実は今は，それほどではありません．そのときは夜間の不眠が問題でしたけど，結局，薬があってきたのか夜は寝るようになってきました．寝ないときもありますけど，日々状況が変わるので…．スタッフが対症療法的にしか接することができていないのは，どうなのかとは思っています．不眠があるときは不眠が問題になり，盗食があるときは盗食が問題となり▶17，カンファレンスでの議題は異なっても，この患者さんの話題になると，決定打がないというか…．

田中：つまり，患者さんに振り回されているということですか？*6

佐藤：具体的にいうとそうなりますね．取りつくしまがないというか．

田中：きっと毎回，問題が違っていて，そのつど，スタッフが対応をされているのですね．不眠や盗食以外にも，もう少し細かい問題があるのではないかと思うので，具体的なやりとりを教えてもらえますか？

佐藤：問題のほうですか？ それとも生活の様子ですか？▶18

田中：問題と感じていることへのかかわり方を知りたいです．

■ 盗食，暴言の問題（🕐01：00〜）

佐藤：盗食については，盗られたと苦情があると，この患者さんに聞きますが，「知らない」「盗ってない」「バカ！」というパターンで．部屋に入り床頭台から盗ったのを見たという話をしても，「うるさい！」と，にらんできます．盗られた側があきらめるパターンですね．

　薬に関しては，先ほど話したように，主治医も「前の主治医の薬の量では，患者さんへの負荷のほうが大きいだろう」と，減薬や断薬を試みてくれますけど，すっきりしなくて状況は変わりませんでした．

　やはり今の問題は，盗食でしょうか．盗食，盗癖などに関しては，例えば，床頭台の管理をきちんとするよう他の患者さんに話をしています．ただ，鍵のかけ忘れもありますし，個人のロッカーにお菓子をしまえというのも…．強くは指導していません．

田中：物を盗ったときなど，この患者さんに理由めいたものはあるのでしょうか？▶19 お腹が空いているのですか？

佐藤：コミュニケーションをとりづらいというか…．「なぜ盗るの？」と聞いたら，「知らん！」って▶20．

田中：お菓子が欲しいということですか？ 自分では買えないのですか？

佐藤：そういうことではないと思います．買い物はできますし，お小遣いもあります．よく考えてみると，みつかるように盗むというのも，ずさんな感じですよね▶21．「盗癖だし，治らないよね」となり，盗られないように他の患者さんに話すことくらいしかできないとなっていました．

▶16 田中：患者さんに不眠の原因について，聞いているのかを知りたい．

▶17 末安：不眠時の対応に意見が集まっているが，いろいろな課題がみえてくる．

*6：参加者からの直面化．なかなか患者の気持ちにたどり着けない苛立ちもある．

▶18 佐藤：何が聞きたいのだろう．すでに話をしているのに，伝わっていない感じがする．

▶19 田中：物を盗むことを「盗癖」と片づけてよいのか，疑問に感じる．

▶20 佐藤：そのつど確認をし，注意をしているのだが…．

▶21 佐藤：そういえば，どうして患者は「盗る」ことにこだわりはじめたのか．なぜだろう．

田中：盗癖することに，どのような意味があると思いますか？

佐藤：盗むことが好きなのだと思います．

田中：食べたいもの，欲しいものを盗るのではなくて，「盗りたい」ということですか？

佐藤：お菓子を盗るのは，食べたいからかな…．ともかく，コミュニケーションが，何というかとりづらくて．話し言葉は単語で「バカ」とか，「来るな」とか．

末安：「バカ」「来るな」という2つが常套句で，確かに単語だけど，「お前はバカだ」「お前たちは来るな」の省略だよね．昔から単語しか発しなかった人なのかな？

✒ **ファシリpoint！** 事例提供者たちの熱心な取り組みに水を差すような発言になったとしても，患者の理解，経過，背景を深く知るためには，ストレートに聞く．ファシリテーターの質問が「事例提供者が患者を直視するための促し」になることが期待できる．物を「盗る」のか，「取る」のか，「盗む」という意味付けだけで本当によいのか，誰の立場で考えればよいのか．

佐藤：（考えている）

■ 患者の生活体験・学習知識（⏱01：05〜）

武田：知的な問題はないのですよね．何らかの老年系の疾患の疑いも排除していいですか？

佐藤：（考えて），ええ，たぶんいいと思います．

武田：保育士の資格を夜間学校で取っていますよね．学習内容は知りませんけど，子育てをしながら学校に通って資格を取るという知的な活動をしたことがあるのですよね？[22]

佐藤：そういえばデイケアのスタッフに聞いたところ，その頃の患者さんは意思の疎通はけっこうとれていたみたいです．グループホームに行っていた頃に，他の人の面倒をみていたという情報もありました．

田中：もともとの性格はどうなのでしょうか？

佐藤：「気性が荒い」というようには聞いています[23]．

田中：でも，保育士の資格を取っていますよね．実務にもついている．優しいところがあるのではないのでしょうか．もともとは，「無口な人」だったというお話でしたよね．

佐藤：例えば，先ほども言ったように「なぜ，他の患者さんの物を盗るの？」と聞いたら，「わからん！」と言って，一度も説明をしてくれません．でも，今考えると，「バカ」と言う患者さんは他にもいます[24]．それに問題があるときだけしか，会話というか，話しかけることはしないですしね[25]．

[22]**武田**：患者さんの病前の学習の蓄積に目を向けたのだろうか．

[23]**末安**：患者さんの背景のなかには，さまざまな検討要素がある．

[24]**末安**：他の患者さんに対しても目が向いた．

[25]**末安**：病棟の雰囲気，スタッフの日頃のかかわり方も検討の対象になってきた．

田中：そうですよね，忙しいですものね．

佐藤：だいたい攻撃的な言葉を浴びせられますからね．

西池：例えば，「食事です」「入浴です」「検温します」など，声をかけたとき，どのような反応ですか？▶26

佐藤：無言ですね，だいたい．

西池：無言…．でも，態度は変化しないわけではないですよね？▶27 返事を言葉ではしないだけで．

佐藤：はい．

■ 断薬時の保護室での状況（⏱01：10）

末安：断薬しているときのことを覚えている？ 保護室に入っているときも同じような対応だったの？

> 🖊 **ファシリpoint！** 環境を変えたときには，かかわり方も変えるチャンスである．病院によっては，なるべく刺激を与えないようにと考える場合もあるが，患者によっては介入を強化する必要がある．

佐藤：保護室では歩き回っていて，疲れるとベッドでぐったりして，またすぐ起きて歩き回るという感じです．

末安：保護室内では膝を折って話はしないの？

佐藤：あまりしなかったですね．必要最小限度の会話でした．

末安：そう．だとしたら，「どのような気分なのか？」「してほしいことはないか？」ということは聞かないんだ．

佐藤：（頷く）

村田：水分摂取や食事，検温などは，どのような感じでしたか？

佐藤：どのようなって…，普通ですね．

村田：普通というのが，私たちと同じなのかを知りたいです．

■ 患者と家族の関係（⏱01：18〜）

黒川：ちょっと話を変えてもいいですか．息子さんのお母さんに対する気持ちは知っていますか？▶28

佐藤：2人の仲はいいらしいですけど，息子さんに直接アプローチはしたことはないです．

黒川：面会場面は見たことがないのですね？

佐藤：すみません．話を聞いただけです．「息子さんとの面会中は嬉しそうな表情をする」って．いつの話なのかはわかりませんけれど．ただ，会話は，あんまりしていないみたいです．一緒に息子さんが持ってきたジュースを飲んで，患者さんが5分で出てきたこともあったと聞いています．

末安：不思議だよね，嬉しいはずなのに▶29．もう息子さんと暮らせるという気がしていないのかな．

▶26 **末安**：かかわりの具体的な場面を再現して，患者の姿を浮かび上がらせようとしている．

▶27 **西池**：患者さんはスタッフのかかわりを受けとめているのではないか．

▶28 **黒川**：話が個別のケアに固まってきたので，ずっと気にかかっていたことを聞こう．

▶29 **西池**：患者さんの心の内側に目を向ける発言．

ファシリpoint！ 事例提供者の「患者と家族の関係性の受けとめ方」について，患者の気持ちになり，患者の行動に対しての異和感として投げかけてみる．

佐藤：（黙っている）

田中：うーーーーん[30]．

末安：息子さんは，女手一つで育てられ，しだいに病気のために病院とのつながりが深くなっていく母親の姿を見て，どのような気持ちになったのだろう．そして，患者さんはどう感じているのだろう．

木村：お互いに，とてもつらいのではないでしょうか[31]．

末安：私もそう思う．グループホームにいるときは，仲間の面倒をみるくらいすごくしっかりしていた[32]．その後の失踪についての謎は残るけど．

田中：そのときは単語で「バカ」とは言っていなかったのですよね？　会話がちゃんとできていたのですよね？[33]

末安：そう考えるのが自然だ．

田中：仲間たちと，言葉で意思の疎通をしていた．

末安：おそらく息子さんをすごく可愛がっていて，たぶん授業参観などにも参加していた．病気になったのは不幸なことだったけど，最初は患者さんのお母さんもお元気で，きっと心配して，病気で患者さんがしたことの後始末をし，孫の世話もしていたはず．3人は助け合っていたと考えてよいと思う．その助け合って生きてきたことを忘れないで，息子さんはすごくお母さんのことを大事にしていると考えていいと思う．でも，患者さんはそれに応えられていない．だとしたらどのような行動をとるのだろう[34]．

ファシリpoint！ 事例検討の後半になっても患者理解を深めるための材料を探す．どのような患者でも，「患者」になる前からの健康的な面がある．「患者」としてだけみてしまうと，その人なりにもっている健康な側面を見落としがちになるので，そこにも目を向けながら，一般的な健康な状態と病状を抱えた患者の健康な感覚の共通点と相違点を探る．

佐藤：（黙っている）

■ 患者が「もっている強み」への気づき（⏱01：25〜）

末安：この患者さんは，幻聴が聞こえるなどの訴えや強迫的な行為があった可能性がありそうだけど，今はそういう症状にとらわれていることはないと判断してよいですか？[35]．

佐藤：報告はありません．主治医がどう考えているのかは，わかりませんが[36]．

末安：でも，何らかの「波」はありそうですよね．物を盗るということもその波との関係を疑ってよいと思うけど．主治医は，もちろんスタッフも

---

[30]田中：患者さんの内面が言語化されたことに驚いている．

[31]木村：息子の立場で発言しよう．

[32]末安：患者さんは自分の意思を示す機会があるのだろうか．

[33]田中：患者さんは変化している，もしくは使い分けているのではないか．

[34]末安：病状と見立てていることのなかに，「患者が追い込まれた状態で示している反応」が紛れ込んでいないかを見極める．

[35]末安：患者さんの現在の姿への再接近を試みよう．

[36]西池：スタッフと主治医との話し合いが十分行われてないのか…．少し臨床状況がみえてきた．

だけど，薬の副作用をちゃんと把握しているのかな？

佐藤：前の主治医より薬のことを含めて，きちんと面談していると思います．

末安：それはスタッフも安心だね．

佐藤：はい．一時的にリスパダール®などを試したこともありましたが，症状は変わりませんでした．

末安：そうだったんだ．そういう努力というか取り組みを，患者さんに伝えたほうがいいのではないかな．主治医とスタッフが，これまでの経験を活かして頑張っているから，患者さんにも服薬などの治療の受けとめを教えてもらったほうがいいと思う．もちろん押し付けにならないように▶37．

田中：それは，この患者さんがスタッフの思いや提供できるサービスについて理解できる賢い人だ，状況を読み取れる人だということですね．

佐藤：もしかすると，こっちに合わせてくれるかもしれないということですね▶38．

末安：そう考えてよいと思います．治療方針に従わせるということではなくて，協力し合うということです．また息子さんと一緒に暮らしていけるようにしていけたらいいなと，感じてもらうことでもあります．そのためには，さらに工夫できることを探さないといけないですけどね．

佐藤：患者さんは賢い人なのですね．もともとは．

末安：そのようにみんなが思うことができたら，すぐには変化が得られないとしても，継続してかかわっていこうという力になるよね．

佐藤：そうですよね．

末安：「この患者さんにはまだできることがあるはず」と，前向きに取り組むだけだと，新たに切り開いていかなくてはならなくて，大変でしょ．でも，自分の人生に対してまじめにやってきた患者さんだから，もともともっていたもので，できることがありそうということなのです．

✏️**ファシリpoint！** 患者の生活体験や学習知識を活かしてくために，できることを探す，確かめていくこともケアの一つとして必要である．

前澤：「こんなこともできていたんだ」と，押し付けにならないようにフィードバックというか，相手を尊重するような声かけというか，かかわりが必要なのですね．そういう患者さん，います．

佐藤：フィードバック…．できるかな，うーん．この患者さんの場合だけでなく，強みや関心に焦点をあてると行った経験があまりないので▶39．

■ **今後のケアの可能性**（⏱01：33〜）

末安：無理しないでいいと思うよ．まずは自分の強みの再確認からかな．佐藤さんが患者さんのすべてを引き受けて，全体像を把握しなくてはいけないと考えないで，患者さん自身に思い出してもらえばいい▶40．

▶37末安：患者さんも治療に一緒に取り組んでもらうことで，スタッフの意向を知ってもらう．よい反応，悪い反応，どのような反応が出るか，予測しながら治療方針を一緒に考えていく．医療的なケアの統合化と考えてよい．

▶38佐藤：ファシリテーターに確認したい．

▶39佐藤：今までやってきたケアの方法を変えることは，視点の変化があっても難しい．自分一人だけでできるだろうか．

▶40末安：患者さんの力を借りよう．

佐藤：あ，思い出してもらうのですか．それなら，できそう（笑）▶41.

末安：何を言っても反応がないので「説明をしても仕方ないからしない」というときはあると思います．だけど，「この患者さんは賢い人だ．状況を読み取る力がある」と，わかっていると話すでしょ．逆に話さない理由は何なのかな．今の行動は本当に患者さんのやりたいことなのか，と疑いながらかかわることが大切ということです．

西池：表現をしないだけではないでしょうか？▶42 物を盗る，歩き回るなどの行動に惑わされているのでは？

藤沢：病棟の雰囲気，他の患者さん，もしかするとスタッフのあきらめや怒りなどから影響を受けていませんか？▶43

末安：多くの人は環境に反応する．「反応」は「適応」の始まりだから，消極的にとらえないほうがいい．患者さんがどれくらい環境に反応しているかはわからないけれど，自分の心の変化に驚きながら，物理的な環境や人的な環境，集団心理的な環境があるなかで，心理的な環境は関係性で少しずつ変えていくしかない．

　先ほどから話題になっている「患者さんの昔を知っている人・情報」を収集し，整理し直したら，やれることがあるのではないかな．長い入院の場合，情報収集が難しい．そこで，ついあきらめてしまいがちだけど，言葉の少ない患者さんでも，一言二言，会話の切れ切れに発する単語があるはず．特に，この患者さんは未開拓（笑）の息子さんが自分を大事にしてくれたから，今度は自分がお母さんを大事にしたいと思っていると，この患者さんの子育てからは推測できるよね．だとしたら，これはすごく大きな力になるよね．双方にとって病院の中で会うことはつらいかもしれないけど，耐えなくてはならないですよね．変化を受けとめる，耐える力をつけるように息子さんを手助けすることが，ケアの目標の一つになるかもしれない．

田中：スタッフは，今までカンファレンスをして試してきたことはなかなか結果が伴わなくて，たぶん「あきらめ」という陰性感情があったのではないでしょうか▶44．患者さんは笑顔を見せることがあったと思いますけど，なかなかそこに目が向かなくなってしまった．主治医の対応も似ていたのかなと思います．患者さんは，そのときどきで変化していたけれど，スタッフと患者さんの関係はスムーズではなかったと感じます．

　この患者さんの30年くらいの治療歴の結果が今かと思うと，正直に言えばかわいそうだなと感じます．昔の患者さんとかかわりのあるスタッフから，もっとよかった話を聞けないでしょうか．昔を知っている人から見たら，今の患者さんはすごく荒廃したと感じると思います．

　スタッフは，患者さんの「今」が悪くてもよかったときをイメージして，スタッフにしかできないやり方でかかわれると思います．なかなかよくならず，悪くなっていく一方の患者さんに対し，何を目標にしてかかわれば

▶41末安：事例提供者自身で，できることが少し考えられてきた．

▶42西池：もう少し具体的に，患者さんやスタッフの思いを確認したい．

▶43藤沢：再度，臨床状況の話になった．患者さんだけでなく，スタッフの思いにも目を向ける必要がありそう．

▶44田中：臨床状況では，佐藤さんを含めスタッフの陰性感情にも注目したほうがよさそう．

いいのかは難しいことだと思います．あきらめてしまう気持ちは，すごくわかります．ただ，他のチームだけど，ある程度はチームで一致してもう少し我慢して頑張るというか，お願いしたい気持ちになってしまいました．

佐藤：実は今，私はこの患者さんの担当ではないのですが，チームのメンバーとして，どのようにしたらよいかという気持ちを出させてもらいました．私たちが問題にしているところが，みなさんとずれるのは，患者さんが毎日，目の前にいるかいないかの違いだと思います．本音では，もうほとんどあきらめていたという感じでした▶45.

■ 事例検討の振り返り (⏱01：38〜)

西池：でも今回の事例検討では，患者さんのよくないイメージを共有するだけではなく，この対応でよいのかという意見や，スタッフは大丈夫なのかと心配する雰囲気がありました．私たち参加者が患者さんとのかかわりを共有することで，自分たちが普段やっていることを思い出していました．自分も，感情を出さないように仕事をしていたのだなと感じました．このような話を重ねていくと，今後，いい流れができてくると思います．

　この病棟でこの患者さんを受けもつとしたら，自分だったらどのような感じになるのだろう，この患者さんの何を，どこを，イメージするとあきらめずにかかわれるのかを考えました．

佐藤：お話を聞いていたら，スタッフ同士だけではなくて，医師や家族ともっと話し合わないといけないと感じました．同じ患者さんなのに事例検討の前と後では大きく見方が変わった．でも，医師にそのことを伝えられるかというと，まだ自信がないですね．

末安：「みんなが一生懸命かかわっているのに，何か方向が違うよね」と，いったん思考と行動を止めて，感覚を手がかりに考えてみることが必要▶46. 事例検討の経験はそのときにうまく発揮されると思うけどね．

佐藤：正直，今回の事例検討で指摘されるまで，毎日やっていることなのに何がなんだか，わかりませんでした．ケアしているのに，もっと悪くなっていくのではないか，すごく悪くて治らないのではないかなど，悪い方向ばかりに目が向いていました．

末安：いや，まだわからないことはたくさんあるよ▶47.

佐藤：わからないことがあるということがわかりました．

一同：（笑う）

佐藤：今まで全く考えたことがなくて，患者さんが意図しているのかは，わかりませんけど，患者さんが病棟の雰囲気や病院のやり方に合わせていることはないのかと，気になり出しました．

　そうであれば，10年前，20年前に戻さなくてはいけないことがあるような気がします．家族との関係も，時間が経ってしまったけれど，よかったときのイメージに近づけられたらいいのかもしれない．それは10年前

▶45 **西池**：佐藤さんの気持ちが聞けてよかった．そもそも，患者さんに対する一個人としての思いは，スタッフとして患者さんを前にすると，なかなか感じ取れないものだから．

▶46 **末安**：事例検討の意義や目的を，もう一度伝えよう．

▶47 **末安**：「わからないこと」「わかること」を分ける必要があることを思い出してもらいたい．

の状態に戻すということではなく，10年前からどのように変化してきて，こうなったのかを遡って考え，よい方向にしていくということです．変化するのには，きっかけがあるわけですよね．例えば，薬がたくさん出されていたことにも，きっかけがあったのかもしれません．

　面会については，患者さんは息子さんに対し，申し訳ないと感じているのではないかとも思いました．自分が母親としての役割を果たせていないという…．悪いけど，そんなふうには，今までとらえてなかったので．

西池：欲張ってはいけないけど，もし息子さんがあきらめているとしたら，お母さんの変化で，新しい関係への希望をもてるかもしれないですね▶48．

▶48西池：佐藤さんのとらえ方が少し変化しただろうか．参加者で，患者さん，家族に対するかかわりについて前向きになれる気持ちを共有したい．

■ 事例提供者の感想（⏱ 01：48〜）

武田：そろそろ時間です．私が質問することができないくらい，みなさんから意見がありましたが（笑），どうしても今伝えておきたいこと，言っておきたいことはありませんか？ 記録係の方はどうでしょうか？

田村：すみません．書くのに必死で，全然，余裕がありませんでした．少しまとめるなかで考えたいと思います．

武田：記録は大変ですよね…．では，みなさんから質問がないようですので，佐藤さんの感想を伺いたいと思います．この1時間半どうでしたか？

佐藤：いろいろな意見を言ってもらって，職場のカンファレンスでは全く出なかった，たくさんの話を聞くことができました．

　一番強く印象に残っているのは，過去からの変化のきっかけ，「今がどうしてこうなっているのかを考えてみる」ということですね．私たちは患者さんに直接かかわっていたのに，みえなかったことがたくさんある，そこが少しわかったことが嬉しかったです．

　まだやれることがあり，そのきっかけが患者さんと私たちのかかわりのなかにありそうだという感じがしました．みなさんの意見をもち帰り，スタッフに伝えたいと思います．患者さんはまだ入院中なので，またここで検討してほしいと思うことが出てくるかもしれません．そのときはよろしくお願いします．ありがとうございました．

■ アフターミーティング*7（⏱ 01：50〜）

西池：みなさん，お疲れさまでした．事例検討で言い残したことがないか，確認したいと思います．

佐藤：最後に言いましたが，みなさんからいろいろ意見をもらえて本当によかったです．特に，家族のことや患者さんが以前はどうしていたのか，普段，患者さんをみているだけでは気づかないことを，今回の事例検討で考えることができました．盗食も本当に欲しいから盗っているのか，考えてしまいました．現在のことばかり考えていて，患者さんが病気になる前

＊7：ファシリテーター，事例提供者，司会者，記録係が参加する．

や病気になって子育てをしてきたことなどを考えることができていませんでした．今後，できるかどうかはやってみないとわからないですけど…．

武田：司会者の役割は難しくて，参加者がもっとたくさん話してくれたらと考えたり，途中で佐藤さんが黙ったことが気になったりしていました．それで，自分では発言する余裕がなくなっていました．少し強めの質問をしている参加者も，質問しながら真剣に悩んでいることがわかりました．それをみて，何とかしたいと思いましたが，できませんでした．そのようなことを考えていたら，すっかり時間を忘れていました．すみません…．

田村：みなさん，話すのが早く，頭が追いつけなくて，記録をとるに精一杯で全く発言できませんでした（笑）．でも，書いていたら，患者さんのことだけではなく，スタッフがいろいろなことを試みていることがわかったし，自分なりに考えることができたのではないかと思いました．ただ参加しているよりも勉強になった気がして，少し得をした感じです．

末安：今回の事例は，スタッフが，この患者の変化を期待して一生懸命にかかわっているということがよくわかった．しかし，患者と息子，患者と母親との関係を，今のケア・治療に活かすことは，もう少しいろいろな可能性を考えてよいと思う．患者と家族の関係は，患者が入院しているから途切れていると思いがちだが，違う．患者と家族のつながりは，例え，何らかの理由によって反発しあっていたとしても，その底辺には強い関係性がある．そこから新しい関係の多様性，つながりが生まれるかもしれない．

　患者の背景という情報をないものにしてしまいがちだが，それでは広がりは期待できない．ケアとしては物足りないものになる．事例検討をしていて，何か方向が違うということがみえてきたし，苛立つ参加者もいたので，事例提供者に「家族との関係性が希薄になってしまっている側面はないか」という投げかけを行った．家族との関係修復や見直しは簡単ではないが，その大切さに気づくことで，さらにケアを進めていこうという気持ちになれてよかった．

西池：ありがとうございました．今回の事例検討の参加タイプ*8は「支持型」や「肯定型」が多かったようにも思います．事例提供者の佐藤さんがこの患者さんに対し，なかなか回復しなくて，でもあきらめないで「何とか退院させたい」という気持ちを維持していることが，参加者に伝わったと思います．また次回，できればこの患者さんのその後がどうなったのか，教えてくださると嬉しいです．みなさん，ありがとうございました．

*8：「参加者の態度類型」のこと．2章「2. 事例検討会の基礎知識」p.15を参照．

まとめ

　本事例はなかなか看護の手ごたえの得られない患者とのかかわりである．何とかケアの手がかりを探したいというのが事例提供者の思いである．なかなか手がかりが得られない関係が長引くと，日々のケアをする気

持ちは，おざなりなものになりがちである．だが，事例を提供した佐藤さんをはじめスタッフたちは，何とか毎日のケアを通して膠着した状態を改善したいという思いがある．専門職としての倫理観に支えられていることはいうまでもないが，そこには患者の回復を願う気持ちがある．

　患者の行動は，一見，変化のない日々を繰り返しているようにみえる．しかし，患者は本当に毎日同じ状態なのではない．自分が入院して，毎日同じ行動をとらざるを得ないような身体的状態となったと考えると，決して昨日と同じ気持ちではないことが想像できる．

　患者でなくとも，その人にしかない人生がある．今は関係が途絶え，記憶が希薄になっていたとしても，振り返れば多くの人とかかわってきた歴史がある．スタッフは患者を知ろうとするとき，患者の現在までの背景を把握しようとする．だが，患者本人からも，周辺からも得られる情報が限られている．減ることのない日々の業務において，情報収集に時間を割くことがなかなかできないのではケアの範囲を狭めてしまう．

　この事例の患者も長い病歴を考えると，一見，関係が断たれているようにみえるが，多くの人と接してきた人生だったはずである．聞き出すことができれば，必ず過去には快活な時間をともにした人々がいたはずである．だとすると，回復への道しるべとして，目の前にいる患者だけに目を向けるのではなく，現在はコミュニケーションが閉ざされているかもしれないという視点をもつ．その患者に連なる人々とのコミュニケーションを思い起こせることができれば，かかわりの糸口を見いだせるかもしれない．他者とのつながりを保つためのコミュニケーションは，人と人だけではなく，人と歴史，人と社会，人と時間とのコミュニケーションである．人の感情は閉じたシステムではなく，人から人を通して社会に開かれている．

　本事例の患者は，助けようとする人に「抵抗」という態度を示している．しかし，一方で，入院時には独歩で入院していることを考えると，医療に対し，患者なりのコミュニケーションを開いて救いを求めている可能性がある．回復の過程のどこかでお互いにズレが生じたのだろう．だとしたら，難しいことだが，最初の患者の気持ちに立ち戻り，ケアを始めてみるのも，ケアの継続性といえるのではないか．そして現在は見通しがもてず，お互いに不透明な関係になっている状態をいったん止めて，振り返って患者の求めていることに迫ろうとしたのが，まさにこの事例検討だったのだといえる．

　患者は，自分の過去だけではなく，未来をも自分の意志でコントロールできないことに苛立っていると想定できる．これまでの医療の果たしてきた役割を見直し，患者のもっている力を患者自身のために発揮してもらえるかかわりを始められることが期待できるのではないだろうか．

ケアの物足りなさを感じる事例

事例検討会の背景

- **主催，開催場所**：事例検討会に関心のある医療者が中心となり，有志が地域（近隣）の病院から参加者を募り，初めての試みとして開催．開催場所は主催者が勤務する病院の会議室．
- **時間**：120分間（事例検討会そのものは90分間）．
- **形式**：フリーディスカッション．
- **参加人数**：11人．参加者は複数の施設に所属（一部，過去に同一施設に所属していた人がいる）．顔見知りもいるが，お互いに知らない人もいる．
- **参加者（ファシリテーターを除く10人）**
  事例検討会の経験：経験者9人，未経験者（勤務先での事例検討会の経験を含む）1人．
  参加目的・動機：参加者の事例検討会への経験には差がある．経験者は，日頃のケアの実践を振り返ろうと考えており，事例検討を重ねることで，よりケアの質を高めたいという参加動機をもっている．リーダー（司会者），サブリーダーと記録係は主催者が担当．

事例検討会　報告用紙

・事例報告用紙は個人や施設，地域を特定できる固有名詞や表現は避けてください．また，事例検討会以外に使用いたしません．
・事例報告用紙は参加者へコピーを配布いたします．事例検討会後は回収し，シュレッダーにて破棄いたします．

I．事例のプロフィール（入院までの生活歴，入院後の治療，看護の経過など）

年齢（　10　）歳代　性別　（男）・女　　かかわりの開始（　2年前　）頃から

　Ａ県にて4兄弟の三男として出生．地元の中学校を卒業後，自宅から1時間以上かかる有名な進学高校に入学した．家族全員が高学歴で，教育熱心な家庭であり，兄弟全員，有名校に進学している．中学2年になった頃から，自分の容姿や体重を気にするようになった．両親からの情報によると，標準体重にもかかわらず，「運動して痩せるのは無理だから，減量するためには，あまり食べないほうがいい」と言っていたそうである．3年前，「みんなが自分をじろじろ見る．陰で悪口を言っているから学校に行かない」と母親に訴えた．その後，不登校となり，学校と両親が心配し，初めはかかりつけ医を受診，その後にＢ大学病院を受診して即日入院となった．しかし，翌日に「ここにいたらおかしくなる」と，主治医が止めるのも聞かず自己都合退院をした．退院後は，突然，母親にもたれかかったり，大声を出したりした．独語が認められたことを契機に，精神科病院の当院を紹介され医療保護入院となった．主治医が年齢を考慮し，毎日，臨床心理士との面接を約束し，勉強もみるように指示をした．入院後はとても静かに過ごしていて，入院20日間後の面会時に，外泊希望があり，許可された．その外泊で帰院拒否があったものの，何とか両親と兄が病院に連れ帰った．勉強へのこだわりが強く，「勉強しないと高校に戻れないから」と言う一方で，違う場面では「あんな高校に行ったら死にますよ」と深刻な表情で訴え，時にスタッフに対して攻撃的な言動がある．

II．事例提供の動機（なぜこの事例を選んだのか，何を話し合いたいかなど）

現在の状況は入院が長引きそうなので，何かよい知恵はないか，参加者の経験や意見をうかがいたい．

III．問題と感じている出来事と今後の見通し（援助をめぐって感じている困難感や行き詰まり，患者やスタッフの言動に異和感を覚えた気がかりな場面など．プロセスレコードなどの添付も可）

入院当初の何となくおとなしい感じの雰囲気がなくなり，急にスタッフに矛先を向け，「退院ができないのはスタッフがちゃんと主治医に自分のことを話してくれないからだ」と，いらいらをぶつけるようになった．以前の落ち着いた様子を思い出しながら「一緒に考えよう」と伝えるが，部屋に戻ってしまう状況である．スタッフはこの状況に閉塞感を感じている．また，スタッフと主治医とで意見がかみあっていない．

IV．事例をめぐる臨床状況　（隔離室の有無，他の病棟との連携，スタッフの配置数，主治医の考えなど）

療養病棟で看護配置基準は15：1，床数は56床，保護室は3室，男性スタッフは3人．1年に10人ほど入院してくる患者を受け入れている．病棟の入院患者の約半分は，入院期間が中～長期間で，初回入院・再入院・年齢層を問わず，入院の受け入れをしている．思春期・青年期の専門知識を有するスタッフはいない．病院には2人の臨床心理士が勤務している．

V．もし，この事例のかかわりにタイトルをつけるとしたら？

青年期の統合失調症患者に対するチーム医療の難しさ

事例報告用紙
（日本精神科看護協会研修会資料より）

事例検討会

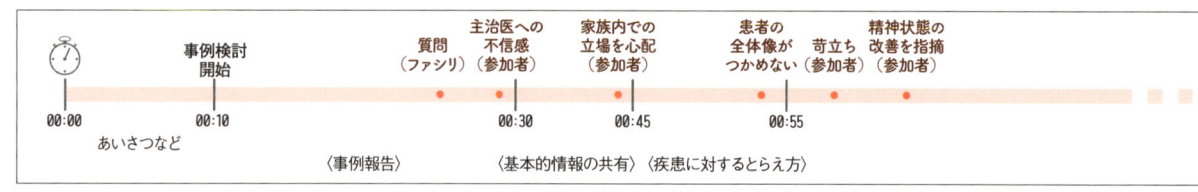

事例検討の主な「場」の動き
「ファシリ」はファシリテーター，「提供者」は事例提供者，（　）は行った人，〈　〉は事例検討の主な内容を指す.

開催のあいさつ，自己紹介，役割分担（⏱00：00〜）

菊池：本日は集まっていただき，ありがとうございます．初めてみなさんと事例検討を行えることをとても嬉しく思っています．外部での研修などで自分のケアを見直す体験を重ね，やっと事例検討会が実現できて，ほっとしています．ファシリテーターの経験がないので，経験豊富な末安さんにもお越しいただけて感謝です．これをきっかけに，それぞれの職場で事例検討会を行っていただきたいという思いがあります．

　まず，お互いのことを知らない人もいますので，自己紹介を始めたいと思います．お名前と所属部署，事例検討会の参加経験について，だいたいでよいので話してください．

　では，私からさせていただきます．菊池といいます．現在，慢性期治療病棟に勤務しています．事例検討会への参加経験は10回以上あります．事例検討は，なかなかうまくいかないケアを失敗と批判するのではなくて，いろいろな人の意見をもらうことを通してケアを豊かにしてくれると思っています．

松本：松本です．今回，事例提供をさせていただきます．療養病棟に勤務しています．菊池さんに誘われて事例検討会に参加したことはありますが，事例提供をするのは初めてなので，すごく緊張しています．よろしくお願いします．

中西：中西です．今回記録係をさせていただきます．急性期治療病棟に勤務しています．事例検討会への参加経験はありますが，記録するのは初めてです．勉強になると思って引き受けたのですが，内心ドキドキです．よろしくお願いいたします．

末安：末安です．学会の事例検討会で知り合った菊池さんに依頼され，今回，ファシリテーターをします．同じように事例検討会で知り合ったことをきっかけに，事例検討会のファシリテーターをお引き受けすることは，これまでに何度かありましたので参りました．連続で伺うときもあれば，1回だけのときもあります．参加者が5〜6人の小さな会や100人ほどいる大きな会，参加者の職種がさまざまな会，患者さんに入ってもらった会の

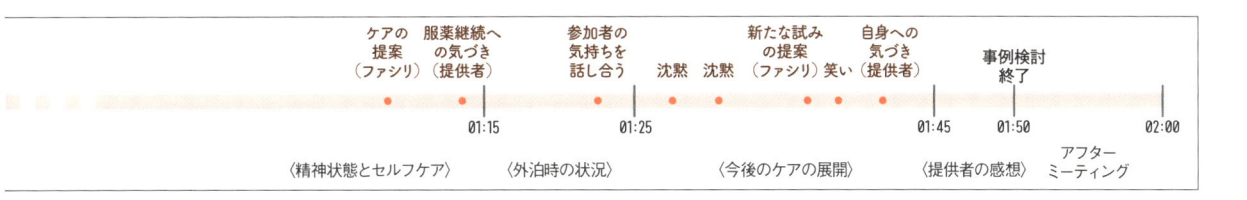

○ ○

事例検討会での役割，参加者（11人）の現在の所属・事例検討会の経験

末安【ファシリテーター】：ファシリテーター経験30回以上．

松本【主催者・事例提供者】：臨床経験4年目．療養病棟に勤務．院外の事例検討会への参加経験はあるが，事例提供をするのは初めて．

菊池【主催者・司会者】：臨床経験17年目．慢性期治療病棟に勤務．院内の事例検討会への参加は10回以上．教育担当として事例検討会を任され，ファシリテーターの勉強もしている．

中西【主催者・記録係】：臨床経験12年目．急性期治療病棟に勤務．事例検討会への参加経験は5回以上．記録係は初めて．

竹内：臨床経験5年目．慢性期治療病棟に勤務．病棟の先輩に勧められて参加した．院内の事例検討会に1回参加している．

原田：臨床経験3年目．慢性期治療病棟に勤務．日頃からケアに悩むことが多く，参加した．事例検討会への参加は初めて．

大谷：臨床経験8年目．精神科救急入院料病棟に勤務．院内外の事例検討会への参加経験がある．

近藤：臨床経験15年目．慢性期治療病棟に勤務．院内で事例検討会を開催している．

武田：臨床経験4年目．慢性期治療病棟に勤務．日頃からケアに悩むことが多く参加した．事例検討会への参加は5回以上．

西：臨床経験12年目．精神科救急入院料病棟に勤務．院内の事例検討会に1回参加している．

戸崎：臨床経験7年目．訪問看護ステーションに勤務．以前は菊池さんと同じ病院・病棟に勤務していた．事例検討会への参加は10回以上．

（敬称略）

経験もあります．よろしくお願いします．

あっ，ファシリテーターは助言者というより一参加者のため，わからないことがあったら自分の関心で質問することがあります．判断に困ることがあったときは，途中でみなさんに確認をしながら進めていきますので．

その他：（自己紹介を行う）

菊池：ありがとうございます．時間は今から100分です．中西さん，10分前になったらサインをお願いします[*1]．では松本さん，事例報告をお願いします．

*1：記録係が司会者から依頼を受け，時間管理を行うこともある．

🖊️**ファシリpoint！** 単発の事例検討会では，自己紹介などを通して，できるだけ参加者の勤務病棟や特性を紹介し合う．すべての経験を語りきることはできないが，参加者にどのような経験がありそうなのかを知っておくと，事例検討を展開するときに特定の経験についての意見を求める参考になる．グループをコントロールしてはならないが，意見を出しやすくするためにグループの参加者を把握しておく．

事例提供者による事例報告（⏱00：10〜）

松本：患者さんのプロフィールからお話しします．年齢は19歳の男性で，Nさんとします．かかわりは17歳のときからです．Nさんは地元の中学校を卒業後にA県の有名な進学高校に入学しました．自宅から通学に1時間以上かかります．両親を含む家族全員が高学歴で，とても教育熱心な家庭であり，兄弟もみんな有名校に進学しています．

　Nさんは中学2年に進級した頃から，自分の容姿や体重を気にするようになったようです．両親からの情報ですが，「運動して痩せるのは無理だから，減量するためには，あまり食べないほうがいい」と言っていたようです．その頃の身長は160cmくらい，体重は50kgを下回っていて，目立って太っていたり痩せていたりすることはなかったようです．

　ところが，高校2年の夏休み前，「自分の容姿は他の兄弟より劣っている．学校の友達もそういう目で自分をみている」と言い出し，母親に「なぜ自分をこんな顔に生んだんだ」など，責める口調で迫りました．それをたしなめる父親の話に聞く耳をもたず，「連帯責任じゃないか」と父親に言い放ったようです．それまで，そのようなきつい言い方をしたことは一度もなかったようですが，兄弟との会話も途切れて，少し怖い感じになっていたようです．

　緊迫した会話はあったものの，両親は「学校が大変なのかな，他の兄弟はそういうことはないのに」というくらいの受けとめだったようです．そういうことがあった高校2年の夏休みが明けて，新学期の登校初日，さらに「異変」が起こりました．

　朝は通常通りに登校しましたが，午前中で早退し，家に戻ると「クラスで仲間はずれにされている．みんなが自分ことをじろじろ見る．陰で悪口を言っているから学校には行かない」と母親に話したそうです．まだ母親との交流はあったようですが，Nさんから一方的に話す形になっていて，この頃から会話が成立しなくなったそうです．話しかけても黙っているだけのところを，母親が時間をかけていろいろと聞き出したようです．

　その頃，不登校になりました．学校と両親が相談して，両親が「心配だから」とNさんを説得し，初めは子どものころから通っていた近所のかかりつけ医のところに，「食欲がなくなっているので診てもらおう」と母親が連れて行きました．かかりつけ医はNさんを診察して，母親に対し「早く総合病院の精神科を受診したほうがいい」と勧めました．母親の話では，Nさんは何だか怖い雰囲気になっていて，あまり言葉を発しなかったそうです．両親はNさんに対し，あまり親の言うことも聞かないし，どうしようもないと思ったようです．そのため，なかば無理やり「体調が悪いから検査をしよう」と，B大学病院を受診し，短期間の入院を勧められました．Nさんはしばらく考え込んだようですが，首を縦に振って即日入院し

ました．ところが翌日，「家に帰りたい」と話し，「ここにいたらおかしくなる」と言って，主治医がとめるのも聞かず，自己都合退院をしました．

そのときのやりとりのなかでNさんは，「学校へ行けないのは学校のせいだ．自分は家で勉強をしているから大丈夫．もう，学校もやめる」と言ったようです．両親は，治療に専念させたいこともあり，休学することでNさんを説得し，手続きをしました．母親の話では，この頃のNさんは，目つきが変わりすごい剣幕で語気を強め，怖くてとても近づけない雰囲気となり，大声で話すこともあれば，すごく穏やかで母親の話を素直に聞き，黙って従うこともあったようです．母親は，「変化のゆれ幅が大きく，とても混乱した」と言っていました．

一方で，あるときは突然リビングにいた母親の背中にもたれかかり，べったりすることもあったそうです．Nさんの身長は175 cmくらいでしょうか．痩せていますが，身体を押しつけられたら少し怖いと思います．また，食事が摂れない，自室でずっと何かをつぶやいている，大声で誰かに抗議する独り言を言うなどがあり，そのつど母親が声をかけ続けていたようですが，ついに疲れ，B大学病院の外来を両親だけで受診しました．そこで「入院の必要性があるかもしれない」と精神科病院である当院を紹介され，両親に伴われて受診し，医療保護入院になりました．

私が外来で見たNさんは，母親とすごく距離が近くて，何かが怖くて離れるのが嫌なのかなという感じがしました．その場で独語などはみられませんでした．刺すような目つきと極度の緊張感がみなぎっていました．入院に対しては「嫌だ」と言っていましたが，それ以上の抵抗はありませんでした．ただ，B大学病院での自己都合退院のことがあるので，今回は医療保護入院になりました．

私はその場面には立ち会っていないのですが，主治医は「まだNさんは若いし，勉強をみてもらう人がいたほうがいいだろう」と，臨床心理士を勉強の担当にしました．私たちスタッフへは，スタッフがかかわるときや食事摂取時など，Nさんの入院中の言動について，その臨床心理士とすべて共有するように指示が出ました．主治医はNさんに対して，平日は毎日臨床心理士と面接をすることを約束させていました[▲1]．今までも10歳代の入院はありましたが，このような指示は初めてです．当院は外来主治医制のため，いろいろな医師が病棟に来ますが，臨床心理士の検査ではなく，定期的な面接が治療に組み込まれたことも初めてです[▲2]．Nさんは，黙って聞いていたそうです．

入院後，Nさんはとても静かでした．特に要求らしいことはなく，「退院したい」という発言もありませんでした．だいたいの時間は，学校の教科書をベッドで座位になって読んでいました．この状況に対しスタッフは，勉強のことが気になっているのか，することがないのか，どちらなのかなと，話していました．食事は半量くらいですが食べていて，声をかけ

[▲1]末安：勉強をみてもらうことや毎日の面接を臨床心理士が担当することは，あまりないのではないか．主治医がNさんの治療を促進するために計画したと考えられる．何らかの心理的なアプローチを指示したかもしれない．

[▲2]末安：やっぱり初めてなんだ．

ると毎回，食堂には出てきていました．お腹が空いているのかなと思うくらい，自分から時間になると出てくることもありました．病棟内は，囲碁，将棋，オセロ以外のゲームは禁止のため，退屈だったのかもしれません．同じ世代の患者さんは入院していなく，話し相手は比較的年齢の近いスタッフで，ホールや自室で立ち話をするくらいでした．内容は「困ったことがないか」などの声かけでした．

入院から20日くらい経過したところで，面会時にNさんから外泊の希望が家族にあったようです．母親から話があり，主治医と臨床心理士，Nさん，母親で入院中の経過を話し合ったときは，「毎日をうまく過ごしている感じだね」という主治医の評価があり，1泊の外泊許可が出ました．

ところがその外泊で，Nさんは「戻りたくない」と自室から出ようとせず，困った母親が父親に連絡したそうです．病院へは「もう1泊させるかもしれない」と連絡していましたが，会社から帰った父親と帰国していた一番上の兄，母親でNさんを連れて帰院しました．私はその日，勤務していなかったのですが，母親はとても疲弊した様子だったそうです．

帰院後は，今までと少し様子が変わりました．一番違ったのは勉強へのこだわりです．臨床心理士との勉強では，外泊前は，Nさんがわからないところを質問する控えめな感じと聞いていましたが，外泊後からNさんはすごく質問をするようになっていったようです．臨床心理士から不思議だという報告を聞いていましたが，詳しいことはわかりませんでした．

私たちスタッフが遠くからみていても，Nさんの勉強する時間は増えていて，病室で声をかけても，教科書から目を離さず，何だかこだわりは強いように思えたので，Nさんに理由を聞いてみました．「勉強しないと高校に戻れないから」と言っていた一方で，違う場面では「あんな高校に行ったら死にますよ」，と深刻な表情で言っていました．どちらが本音かはわかりませんが，両親に何か言われたのかなと思い，特に問い詰めるようなことはしませんでした．

末安：途中だけど一つだけ質問．Nさんは深刻な表情だったということですが，なぜ深刻にみえたのでしょうか？▲3

松本：今思うと，Nさんは何か目的がほしかったのでしょうか．入院して，家でも病院でも安心できない感じがしていたのかなと思いました．

病棟カンファレンスでは，受けもちのスタッフだけではなく，「若い患者さんで話し相手も少ないだろうから，チーム全体でかかわろう」ということになっていました▲4．しかし外泊後は，スタッフのちょっとした言葉かけにもすぐに大声を出して「向こうに行け」「うるさい」「静かにしろ」と言うなど，外泊前の静かなNさんの姿はなく，ぶつかってくるような強い攻撃的な感じでした▲5．驚きました．悪くなる一方という感じで．主治医は「話を聴くのはよいが，深く介入しないでほしい▲6．自分か臨床心理士が毎日面接をしているので，対応はこちらでする」という感じでし

▲3 **末安**：事例報告が長くなっていることもあり，途中であったが，重要事項のため質問した．

▲4 **末安**：いろいろ試している．

▲5 **末安**：大声を出されてスタッフもきっと疲れているだろう．

▲6 **中西**：主治医はスタッフを信頼していないのか．何か嫌な気分．

た▲7,8. 正直，これには困りました．スタッフができることは，差しさわりのない話をするだけになってしまうからです．Nさんから，入院当初の何となくおとなしい感じで，口にはしないけれど退院したいことが漂っていた雰囲気がなくなっていました．逆に，スタッフに矛先を向け「退院ができないのはスタッフがちゃんと先生（主治医）に自分のことを話してくれないからだ」と，いらいらをぶつけてくるようになりました▲9. スタッフは以前の落ち着いたNさんの様子を思い出しながら「一緒に考えよう」と返しますが，サッと部屋に戻ってしまいます．そういうことを繰り返し，ピリピリしてスタッフは閉塞感を感じています．みなさんから，もっと主治医と意思疎通をとるべきだという意見が出ると思いますが，スタッフの感じていることを主治医に伝えても，正直，かみ合いません▲10.

　病棟の状況ですが，1年に10人くらい入院してくる患者を受け入れていて，現在の入院患者の半分くらいは中長期間の入院をしています．閉鎖病棟で保護室は3室，ベッドは56床です．ここ数年前から少しずつですが入院患者が増えています．初回入院，再入院の方もいます．比較的若い年齢層から高齢者まで，激しい症状をもたず入院が必要な方を受け入れる病棟です．思春期・青年期を専門にしているスタッフはいません．このままいくとNさんの入院は長引いてしまいそうです．何かよい知恵はないか，事例検討を通して経験のあるみなさんからご意見をうかがいたいです．

　もしこの事例にタイトルをつけるとしたら，「青年期の統合失調症患者に対するチーム医療の難しさ」です．

事例検討

■ 患者の基本的情報の共有 (⏱ 00：30〜)

菊池：丁寧な報告をありがとうございました．では，どなたでもご質問・ご意見をどうぞ．

竹内：今は毎日，病棟ではどういうふうに過ごしているのですか？

松本：ベッド上で本や教科書を読んでいることが多いです．

竹内：臨床心理士の面接はどこで行っていますか？

松本：病棟の入り口の横に面会室が2つあるので，その1つでしています．午前中だと面会室はほとんど使わないので．

竹内：面会室ということは，外から室内が見える場所ですね？

松本：はい．廊下から見えますね．

竹内：Nさん，見られていても平気な様子ですか？　嫌がりませんか？

松本：聞いたことはありません．

戸崎：兄弟の年齢差はわかりますか？　面会には来ますか？

松本：弟さんとは2つ違い，長男のお兄さんは就職して外国にいるらしいです．次男のお兄さんは大学生ですが，正確な年齢はわかりません．兄弟は面会には来ていないと思います．

▲7末安：主治医は何がしたいのだろう．どうして主治医と臨床心理士だけで面接することに重きを置くのか，スタッフは気になっていないのか．

▲8近藤：何なのこの主治医，スタッフをどのように思っているの．

▲9大谷：腑に落ちない．主治医は「話は自分が聞く，スタッフは深く介入しない」ことをNさんに伝えているのか．

▲10武田：何だか寂しい….

近藤：お母さんはどういう感じの方ですか？

松本：まぁ，普通の感じですね．40歳代後半で，知的な感じがします．

近藤：Nさんが接しているときの態度について，先ほど説明がありましたけど，背中にべったりされたときは驚いたでしょうね？

松本：はい．びっくりしたと言っていました．ただ，私には小学校高学年の男の子がいて，甘えん坊なので違和感がなくて…．同僚も「けっこう大きくなっても甘える男の子はいる」と言っていました．たまたま同じように男の子4人を育てているスタッフも「全員ではないけれど，甘えん坊はいる」と話していました．直接さわるなどはしませんけど，膝の上にのって，驚かすふりをして抱きつくこともあるそうです．そう考えると，Nさんもまだ成長しきっていないのかなと思います．私の子どもは，妹ができたときに赤ちゃん返りのようなことがありましたので．

末安：それも無関係ではないけれど，この話とは少し違うかな．

近藤：お母さんからすると，少し嫌だったのでしょうね．

松本：はい．でも男の子4人を育てているのですから，多少のことには動じないと思いますけれど．それに子どもがみんな優秀で，勉強の心配がないというのもうらやましいです（笑）．他の子どもが優秀だとすると，Nさんだけ休学などをしているので，何だか肩身が狭いのではないかと，少し気になります▲11．

近藤：お父さんとは話をしましたか？

松本：まだ話していません．面会時にナースステーションから面会室の出入りを見ていましたが，Nさんと話をしている感じはありませんでした．

■ 疾患に対する医療者のとらえ方（⏱00：45〜）

原田：診断は統合失調症になっていますが，最初からですか？

松本：いいえ，総合病院では適応障害となっていましたが，入院時に統合失調症の疑いということで処方も変わりました▲12．

原田：主治医の治療の見通しは，3か月くらいで退院できるというような雰囲気ですか？

松本：おそらく最初はそう思っていたと思います．スタッフもそう思っていました．でも，最初の外泊から帰ってきた頃から，スタッフは「本物になっちゃったね」と話していました▲13．

末安：統合失調症の患者さんだという確信が得られたということですか？

松本：はい，残念ながら．

原田：主治医の判断もそうですか？

松本：いいえ，あくまでもスタッフがということです．今まで10歳代の患者があまり入院していないので経験不足というか，展開が読めないというか…．

末安：これまでの初発の入院患者さんと，何が違うの？▲14

▲11竹内：私も気になる．Nさんの肩身が狭い感じがする．

▲12末安：生育歴をもう少し詳しく聞かないと，わからないな．

▲13原田：「本物になる」って，どういうこと？

▲14末安：青年期の患者のケアの経験だけではなく，初めての入院患者へのケアの経験を知ることで，どのような展開を予想していたのかを確かめよう．

松本：実感がないというか．この年齢の人で初発だともっといろいろな症状があるというか，重いというか…．外泊後のNさんとは会話にならないので，つかめない感じです．気持ちがつかめないし，意思の疎通が難しい．

末安：Nさんとの関係が成り立たないということかな？▲15

松本：そうですね．

末安：でも言葉が少ない，言葉の会話がなかなか得られない患者さんはいますよね？

松本：ええ，います．

末安：病名や年齢も大事な手がかりだけど，それとともに，Nさんに合わせた関係づくりのための条件がまだ整っていないということになるかな，整えるために何から始めたらよいのだろう．

松本：ええ，確かに…．

末安：どこから始めたらよいか．これまでの経過から少し考えてみようか．臨床心理士と休みなく勉強している感じだけど，その臨床心理士から得られる情報について，もう少し聞かせてもらえない？

松本：臨床心理士からは「発達特性が強い」ことなどが伝えられています．勉強の様子は外からみているだけで，具体的にはわかりません▲16．

末安：そう．スタッフは定期的にNさんと話ができていないとしたら，勉強をしているときの詳しい情報はほしいよね．日頃の生活で，特に最近は取りつくしまがない感じだよね？ 活用できる情報がほしいね．

松本：はい．ちょっと困ったことになっています．

末安：病棟カンファレンスには主治医や臨床心理士も入りますよね？

松本：はい．

🖋️**ファシリpoint!** なかなか患者の全体像がつかめないときは，ケアの始まりから見直してみる．他の患者の入院との比較も役立つ．スタッフや主治医のかかわり，本事例は臨床心理士だが，精神保健福祉士と患者・家族などとのやりとりも参考になる．この確認で臨床状況の整理ができ，患者がどのようなケアを受けているのか，参加者全員がイメージできるようすると，今後の展開に役立つ．

■ 患者の精神状態とセルフケア（⏱00：55〜）

竹内：ちょっと別な確認ですが，現在，食事は全部食べていますか？

松本：はい．食べています．

竹内：薬は？

松本：スタッフが管理して内服しています．

竹内：自己管理にはならないのですか？▲17

松本：主治医には伝えていますが，まだ自己管理にはなりません．

末安：竹内さんは，Nさんの何が気になっていますか？

▲15末安：スタッフとNさんの関係はどうなっているのだろう？

▲16末安：「勉強をみることを通して，臨床心理士として何を観察していたのだろう」という疑問を，スタッフがもっていたのかを知りたい．

▲17末安：質問に次ぐ質問．竹内さんは何が気になっているのだろう？

竹内：いや…，Nさんはどうして入院しているのだろうって…．入院直後，食事量は半分だったみたいですが，今は食べているようですし…．

松本：ええ．

大谷：今の精神状態では，具体的に何が一番の問題ですか？▲18

松本：（しばし考える）．いらいら…，大声…，ですかね…．

大谷：それはスタッフに対することですか？　それとも入院に対することですか？　いらいらですよね？　統合失調症の症状，というのではないと思いますけど．

武田：薬は効いていて，精神状態は落ち着いているということですか？

大谷：私にはそう思えます．だから早く退院に向けて主治医や臨床心理士と話し合っていく必要があると思います．

菊池：少なくともスタッフは，入院治療によって入院前よりよくなっていることを，Nさんにわかってもらうかかわりはできそうですね．

末安：1日何回，薬を渡しに行くの？

松本：2回です．

末安：だとしたら，2回，Nさんとかかわれる時間がある．毎回だとNさんにとって，うっとうしいかもしれないけれど，飲みごこちとか，昨日と今日の違いとか，今日の気分を聞くことでポジティブなフィードバックをしていくといいかもしれないね．もちろん服薬に対する不安がないかを確かめることも必要．

原田：確かに…．以前，自己都合退院しているNさんが，退院希望がありながらも服薬継続できていることはすごいですよね．

> ✎**ファシリpoint!**　事例提供者は患者の問題に視点が偏ってしまう場合がある．逆に，あまり問題だと感じずに時間が経過している場合もある．そのため，スタッフが患者とのかかわりのなかで，できそうなことを具体的に確認しながら，かかわりのアイデアを参加者に募るようにする．

■ 外泊時の状況（⏱01：15〜）

菊池：外泊から戻ってきてから，さらに勉強へのこだわりが強くなったということでしたが，外泊時に何かあったのでしょうか？

松本：いいえ，両親の話では特に問題はなかったようです．久しぶりに帰国した兄を含め，家族6人で外食したそうです．楽しかったので帰りたくなかったのではないかとも思いました．ただ，外食から帰宅後，すぐに自分の部屋に閉じこもり出てこなくなったらしいです．

原田：楽しかったのでしょう，きっと．帰院拒否しても無理もない…．Nさんには理由を聞いてみましたか？

松本：いいえ，帰院時はいらいらしていたので…．

原田：落ち着いたときに，聞かなかったのですか？▲19

▲18 末安：大谷さんは査定型？*2　何かいらいらしている？

*2：2章「2．事例検討会の基礎知識」p.15を参照．

▲19 原田：自分だったら，どうして病院に戻るのが嫌だったのかを聞くな．

松本：はい．主治医に「余計な介入をするな」と言われていたので[20]．

原田：そこですよね．難しい．Nさんに声をかけられないということですか？

大谷：その外泊をきっかけに勉強へのこだわりが強くなったのですよね？

松本：そういわれれば，そうですけど…．はっきりとした理由といえるかどうかはわからないです．でも，何だか切迫感というか焦りがあるような感じになっていたので．

末安：焦りって，Nさんはどういう感じでしたか？

松本：わかりませんが，私には，入院している目的がわからなくなって，何かを探しているような感じにも見受けられました．お兄さんや弟さんと会って刺激されるものがあったのではないかと．

末安：今の松本さんの話を聞いて，大谷さんはどう思う？[21]

✏️**ファシリpoint！** 事例提供者の感じたこと（切迫感や焦り）に着目して，さらに質問をすることで事例提供者の思いを引き出してみることも大切だが，参加者が感じている自身の気持ちを話し，伝え合うことで，事例提供者が自分を客観視できるようになれる．そのことを通して，この事例検討の課題が明らかになっていく．
　事例提供者が答えられない質問は，他の参加者に質問をし，意見を聞き，改めて事例提供者が何を感じ，どのように受けとめているのかを確認する．そこからさらに話が広がり，事例提供者の患者への思いを支えていく．

■ **今後のケアの展開**（⏱01：25〜）

末安：松本さんはNさんに何を伝えたいの？

一同：（長い沈黙）

末安：入院が長引いてほしくないと思っているのでしょ？[22]

松本：はい．

末安：まずはそれを伝えてみたらどうかな？　スタッフがNさんの希望している「できるだけ早い退院」に対して，自分の気持ちを伝えるのは，主治医が言う「深い介入」にはならないでしょ？

松本：そうですね…

末安：Nさんにはどうなってもらいたいの？

松本：退院してまた高校に通ってもらいたいです[23]．

末安：それも伝えてみたらどうだろう？　どう伝えるか，だけど．誰かよいアイデアはない？

一同：（沈黙）

近藤：Nさんがスタッフに対して，「主治医に自分のことを話してくれていないからだ」と言っているのなら，Nさんに「スタッフが話したいこと

▲[20]原田：主治医の治療方針に，なかなか意見を言えないのだろう．

▲[21]末安：いらいらしていそうな大谷さんに，今，感じていることを聞いてみよう．それを松本さんに聞いてもらえれば，自分の関心のありかを探ってもらえるのではないか．

▲[22]末安：松本さんの思いが込められた話を聞いて，そろそろ話したいことの核心に統合化してもよいだろう．

▲[23]末安：少なくともNさんが安心できる環境が提供されないといけない．そのために治療の目標が必要だ．

を，Nさんも聞いてほしい」と伝えるなど，でしょうか．他の患者さんは，そういうことができているのですよね．でしたら，Nさんにも他の患者さんと同じように話し合える環境を提供すべきではないでしょうか？[▲24]

[▲24]近藤：普段行っているケアを思い出してもらいたい．

松本：はい，確かに．

末安：近藤さんからみて，スタッフとの関係は，Nさんと他の患者さんとで何が違うようにみえる？

近藤：主治医から「深く介入しないでほしい」と言われていることでしょうか．

武田：主治医とスタッフ，臨床心理士，Nさんで一度面談を行うことはできないでしょうか．Nさんもスタッフも「困っている」と，主治医や臨床心理士に伝えてみるとか…．

末安：なかなか手ごわいのかな，この主治医は[▲25]．そういうときは，師長から頼んでみるとか．主治医がスタッフのことを本当はどう思っているのかを師長から聞いてみるのもよいかもしれないね．主治医も，スタッフに負担をかけたくないと思っているのかもしれないね．

[▲25]末安：松本さんは最初から主治医とうまく話ができていないと話していた．すでにカンファレンスについては，気づいているだろう．

松本：そうですね．病棟カンファレンスでも，そういう意見は出ていなかったので．思い切りが悪くて，私…．

末安：いやいや，ここでの話ぶりを聞いていたら，けっこうできそうな感じの表情だけどな，今は（笑）．

松本：そんなことないです（笑）．Nさんの最近の様子を含めて，師長や主治医を含めたカンファレンスを提案してみます．

大谷：先輩スタッフから師長にお願いしもらっていいと思いますよ（笑）．

一同：（笑う）

中西：10分前です．

菊池：言い残したことがある人はいませんか？

近藤：少しいいですか？　今まで，みなさんの話を聞いてきて，松本さんは何かNさんにできることがありそうなのに，できない自分やスタッフに対して不全感やもどかしさを感じていたのではないかと思いました．Nさんのいらいらや怒りは，もしかしたらスタッフが主治医に対して感じているものと同じというか，近いのではないかなと思いました．うまく言葉にならないですが[▲26]．

[▲26]末安：近藤さんは率直な思いを表現しているな．

松本：これまで私は，スタッフとNさん，他の医療者の三角関係かなって思っていました．けれど，Nさんの気持ちを私がどう受けとめようかと，もがいていたのだと思いました．もがきはすぐに消えませんけど，伝えることはできるので，そこからやってみます．ありがとうございました．

■ 事例提供者の感想（🕐01：45〜）

菊池：まだまだ検討したいところですが，時間です．松本さん，感想をお願いします．

松本：本日は，いろいろな意見をいただき，ありがとうございました．今，近藤さんに言われて，私は主治医への怒りというより，スタッフとしてやらなくてはならないこと，やりたかったことがあったのだと思いました．言葉で不全感というと，何か少し違う感じですけど．

　Nさんは若いし，あまり出会ったことのないタイプの患者さんだったので…．これまで初めてのことは，スタッフと相談しながら手探りでやってきたので，Nさんに対しても取り組めるはずです．

　ファシリテーターから「自分自身の思いを伝えてみたら」と言われて，ドキッとしました．気になること，心配なことを話していなかったな，と…．外泊後の変化に驚き，目つきが鋭くなっていくNさんに対し，いつのまにか足が遠のいてしまっていました．でも，Nさんが「退院したい」と希望するなら，そのために，できることや協力したいことを，Nさんに伝えなくてはいけないと思いました．どうしても，いっぱいいっぱいになりやすいのですが，師長へのアプローチに関しては，今まで意見が出なかったので，まずは先輩にお願いし，師長から主治医の話を聞いてもらおうと思っています（笑）．

■アフターミーティング（⏱01：50～）

菊池：みなさん，お疲れさまでした．事例検討で言い残したことがないか，確認したいと思います．

松本：今日はありがとうございました．初めての事例提供でかなり緊張しましたが，みなさんからの意見は本当に貴重でした．事例を出すときには気にしていませんでしたが，日々のケアで悩んでいることがたくさん話題にあがって，いつもの自分の姿が思い浮かびました．結局は目の前にいるNさんを避けようとしていたのかな…．臨床心理士が勉強をみるという前例がないことも，戸惑いの原因でしたけど，そういうことを理由に，Nさんのところへ行かないのは，やっぱりおかしい．自分たちのできることから一つずつやっていこう思います．ありがとうございました．

中西：お疲れさまでした．いやー，記録って本当に大変．自分も一参加者として聞き入ってしまうこともあったので…，もう一度まとめながら整理をしたいと思います．ありがとうございました．

末安：Nさんのケアをするための基盤づくりの話だったね．大変な事例だったね．みなさん，すごく考えさせられたのではないかな．事例を丁寧に話してくれたからこそ，みなさんがNさんやスタッフの気持ちに感情移入しやすくなれたのだと思う．一番そばにいるスタッフが，主治医からチームメンバーとしてはずされているという疎外感があったのではないかな．これをきっかけとして，またこのメンバーで1か月後でも2か月後でもいいから，また事例検討ができるといいね．

松本：え，また私ですか？

末安：そうだよ．ぜひその後の経過を報告して，事後検討してください．
菊池：では，これで事例検討会を終わります．ありがとうございました．

まとめ

　事例提供者がチームの一員として，どのように主治医や臨床心理士とかかわっていけばよいのかを考えさせられる事例である．「専門職同士の目的の共有と分担」が，この事例検討のテーマの一つである．だが，別の大事なテーマとして，「患者が精神科受診の動機となった一連の出来事を知る」ことと，「問診，診断，治療についてスタッフはどこまで関与できるのか」がある．この過程で，本来行われるべきことが，きちんと行われているのかを管理するのは，主治医である．しかし，主治医は万能ではなく，間違えたり忘れたりすることもある．スタッフの業務には，患者が安心して療養できるように援助することが含まれるため，より正確な診断が続けられるように的確な情報提供をする必要がある．そのため，患者に対して感じていることも重要な情報として伝えなくてはならない．ここがおざなりになっていることがあり，身に覚えがある看護師も多いだろう．

　医師は常に病棟にいるわけではないので，患者だけでなく，家族など周囲の人の情報を，スタッフから提供してもらうことが不可欠となる．また，入院を同意していない患者に対して，医師が治療方針，治療法，療養の注意などについて説明し，スタッフはできる限り同意が得られるようにかかわる．患者の身近にいるスタッフは，患者の日頃の様子を観察しつつ，ケアを行えるようにしておかなければならない．

　普段，スタッフは「チーム医療」や「他職種連携」という言葉を使って，それぞれ専門職の役割を自然と考えながら調整や役割分担をしている．しかし，今回の事例では，主治医の治療方針により，普段，自然に行っている「看護師の役割」が果たせない状況となった．それだけではなく，任せてもらえない」関係性は，怒りや不安を生じさせ，ケアの質が保てなくなっているとも感じられた．もちろん事例提供者やスタッフは，それではいけないという気持ちをもち，今回の事例提供の動機ともなっている．

　事例検討のなかで，「目の前にいる患者に何ができるのか」という点にスポットライトがあたったときには，事例提供者の素直な「このままではいけない」という思いが参加者に伝わり，査定型や直面化型[*3]だった参加者の思いが，支持型・統合型[*3]に変化している．

　臨床では目の前の「人と人の関係性」にとらわれて，患者のために何ができるのか，何をしたいのかが置き去りにされてしまうことがある．事例検討は時間を止めて，患者とのやりとりのなかで感じた「思い」や「気づき」に焦点をあてることで，新たなかかわりの糸口がみえ，次の手がかりを得られるのである．

*3：2章「2．事例検討会の基礎知識」p.15を参照．

4 患者の全体像がとらえにくい事例

事例検討会の背景

- ●**主催，開催場所**：事例検討会に関心のある医療者が中心となり，自主的に地域（近隣）の病院に声をかけ，定期的に（2か月に1回，土曜日に）開催．開催場所は病院の会議室などが多い.
- ●**時間**：120分間（事例検討会そのものは90分間）.
- ●**形式**：フリーディスカッション.
- ●**参加人数**：15人．参加者は複数の施設に所属（一部，同一施設に所属）．事例検討会が定期的に開催されているため，顔見知りとなっている人もいる.
- ●**参加者（ファシリテーターを除く13人）**
  事例検討会の経験：経験者8人，未経験者（勤務先での事例検討会の経験を含む）5人.
  参加目的・動機：参加者の事例検討会への経験には差がある．経験者は，日頃のケアの実践を振り返ろうと考えており，事例検討を重ねることでよりケアの質を高めたいという参加動機をもっている．司会者と記録係は当番制.

事例検討会　報告用紙

・事例報告用紙は個人や施設，地域を特定できる固有名詞や表現は避けてください．また，事例検討会以外に使用いたしません.
・事例報告用紙は参加者へコピーを配布いたします．事例検討会後は回収し，シュレッダーにて破棄いたします.

I．事例のプロフィール（入院までの生活歴，入院後の治療，看護の経過など）

年齢（ 30 ）歳代　性別（ 男・⊗ ）　かかわりの開始（ 2年前 ）頃から

　診断名は統合失調症．家族構成は5人で，父，母，兄，妹がおり，第2子として出生した．母親は2年前に乳がんで死去．キーパーソンの父親が月に2回程度，面会に来ている.

　小学生の頃から周囲に「変わっている」とよく言われ，不登校になった時期もあったが，中学校は何とか卒業している．私立の高校に通うものの，中退．16歳のときに両親に対する暴言・暴力がみられるようになり，家族が困って保健師に相談し，18歳で精神科病院の当院を紹介され，受診とともに医療保護入院となった.

　入院後，拒薬はあったもののスタッフに対する暴力はなかったが，病室に閉じこもり，食事や入浴などの日常生活に支障をきたすことがあった．その後は何とか服薬して日常生活を送れるようになり，退院したが，引きこもりが続いていた．10年前に食事を摂らなくなったものの入院には至らなかった．4年前，食事を摂らず夜も眠れないという状態になり，結局，医療保護入院となった．2年前頃より，「目を見ないで」と訴え，「死にたくない」と言って壁に頭を打ちつけるような行為がみられ，亜急性期治療病棟に転棟となり，頓服対応が続いていた．特定の女性スタッフや患者に対し大声を出して，ホールの椅子を蹴るなどの行為がみられるようになった．本来の性格は穏やかである.

II．事例提供の動機（なぜこの事例を選んだのか，何を話し合いたいかなど）

患者の「目を見ないで」という頻繁な発言が，何を意味しているのか.

III．問題と感じている出来事と今後の見通し（援助をめぐって感じている困難感や行き詰まり，患者やスタッフの言動に異和感を覚えた気がかりな場面など．プロセスレコードなどの添付も可）

穏やかに過ごしていると思ったら突然大声を出し，スタッフをにらむような表情になる．そのきっかけが分からない．特定のスタッフや患者に対し態度が豹変するため，対応に苦慮しているが，自殺企図の可能性もあり，観察を強化しなくてはならない．一部のスタッフは陰性感情をもっている.

IV．事例をめぐる臨床状況　（隔離室の有無，他の病棟との連携，スタッフの配置数，主治医の考えなど）

亜急性期治療病棟で，定床は50床，隔離室が3室．プライマリーナーシング制度．男性スタッフは4人．患者は2人部屋に入室.

V．もし，この事例のかかわりにタイトルをつけるとしたら？

患者の本心を知りたい

事例報告用紙
（日本精神科看護協会研修会資料より）

事例検討会

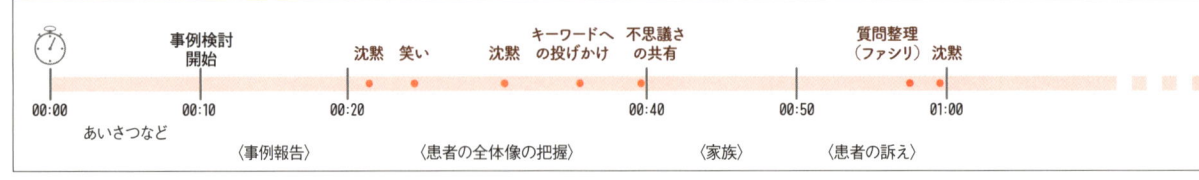

事例検討の主な「場」の動き
「ファシリ」はファシリテーター，「提供者」は事例提供者，（　）は行った人，〈　〉は事例検討の主な内容を指す.

開催のあいさつ，自己紹介（🕐 00：00〜）

遠藤：本日もよろしくお願いします．今回の司会者をさせていただく遠藤です．まず，自己紹介を始めたいと思います．お名前と所属部署を話してください.

一同：（自己紹介を行う）

遠藤：前回の事例検討会で，事例提供をしてくださった鈴木さん，報告をお願いします.

鈴木：はい．前回はありがとうございました．病棟に戻ってスタッフに報告をしたところ，自分たちでは気づけなかったことを共有することができました．具体的な患者さんの変化があったわけではありませんが，患者さんにかかわるスタッフの気持ちに変化があったような気がします．また，状況が変わりましたらご報告できればと思います.

遠藤：ありがとうございました．では，今回の事例検討会を始めます．本日，事例提供をしてくださるのは森さんです．記録係は鈴木さんです．時間は今から90分間です．10分前になったら記録係の鈴木さんは合図をしてください．では，事例報告をお願いします.

事例提供者による事例報告（🕐 00：10〜）

　よろしくお願いします．患者さんは32歳の女性，診断名は統合失調症です．家族構成は父，母，兄，妹で，第2子として出生しています．母親は2年前に乳がんで亡くなっています．キーパーソンの父親が月に2回程度，面会に来ています.

　小学生の頃から周りに「変わっている」とよく言われ，短期間ですが不登校になった時期もあったそうです．中学生でも不登校になった時期はあったようですが，何とか卒業しています．16歳のときに，両親に対する暴言・暴力がみられるようになりました．私立高校に入学しましたが，通学しなくなり中退しています．家族が困って保健師に相談したところ，18歳のとき，精神科病院の当院を紹介され，受診とともに医療保護入院となりました．入院後，拒薬はあったものの，スタッフに対する暴力はあ

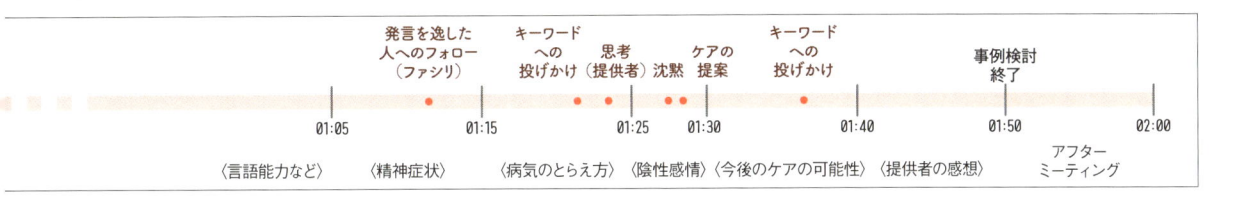

	発言を逸した 人へのフォロー （ファシリ）	キーワード への 投げかけ（提供者）	患者 （提供者）沈黙	ケアの 提案	キーワード への 投げかけ	事例検討 終了

01:05　　01:15　　01:25　01:30　　01:40　　01:50　　02:00

〈言語能力など〉　〈精神症状〉　〈病気のとらえ方〉〈陰性感情〉〈今後のケアの可能性〉〈提供者の感想〉　アフター
ミーティング

事例検討会での役割，発言者（10人）の現在の所属・事例検討会の経験

末安【ファシリテーター】：ファシリテーター経験30回以上．
西池【ファシリテーター】：ファシリテーター経験15回以上．
森【事例提供者】：臨床経験4年目．亜急性期治療病棟に勤務．院外の事例検討会への参加経験はあるが，事例提供者となるのは2回目．
遠藤【司会者】：臨床経験10年目．慢性期治療病棟に勤務．院内の教育担当として事例検討会を任され，ファシリテーターの勉強をするために参加した．事例検討会への参加経験は10回以上．
鈴木【記録係】：臨床経験7年目．急性期治療病棟に勤務．事例検討会への参加経験は5回以上，記録係は初めて．前回の事例検討会で，事例提供をしている．
堀田：臨床経験6年目．慢性期治療病棟に勤務．上司に勧められて参加した．院内の事例検討会に1回参加している．
三木：臨床経験8年目．慢性期治療病棟に勤務．日頃からケアに悩むことが多く参加した．事例検討会への参加は初めて．
大野：臨床経験8年目．精神科救急入院料病棟に勤務．院内外の事例検討会への参加経験がある．
川村：臨床経験7年目．亜急性期治療病棟（事例提供者の森さんと同じ病院で同じ病棟）に勤務．院内で事例検討会を開催している．
野田：臨床経験12年目．身体合併症病棟に勤務．地域で開催されている多職種の事例検討会に参加している．

(敬称略)

りません．ただ時折，病室を出ることを嫌がり，食事や入浴などの日常生活に支障をきたすことがありました．

　入院後2か月頃から服薬を継続できるようになり，食事を摂れるようになったため，自宅退院となっています．退院後は引きこもり生活が続いていたとのことでした．

　その後，自宅で過ごし，外来には患者さんは来ず，主に母親が薬だけを取りに来ていたようです．22歳のときに食事を摂らなくなったため，両親が心配し，患者さんを連れて外来を受診しましたが，入院には至りませんでした．28歳のとき，自宅で大声を出し，食事も睡眠も不規則になったため，2回目の医療保護入院となりました．その際，ほとんど会話がみられませんでした．「目つきが怖かった」と記録にあります．その後，会話もできるようになり，次第に落ち着いてきたため，何度か退院の話も出ましたが，両親の不安もあり退院には至りませんでした．患者さんから退院希望は聞かれず，開放病棟に転棟となっています．身の回りのことは自身でしています．

　2年前より，スタッフが近づくと，「目を見ないで」と訴え「死にたくな

い」と言って，壁に頭を打ちつけるような行為がみられるようになり，制止できない状態になったため，現在の閉鎖病棟の亜急性期治療病棟に転棟となり，不安時には頓服対応することが続いていました．転棟後，特定の女性スタッフや患者に対して大声を出す，ホールの椅子を蹴る，強化ガラスなので割れませんけれど，素手でナースステーションのガラスや壁を叩く，閉鎖病棟の出口から出ようとしてドアをこじ開けようとする，などの行為がみられるようになりました．

　現在は，穏やかに過ごしていると思ったら，突然大声を出し，スタッフをにらむような表情になったり，ときどき病棟から出ていこうとしたりします．私を含めスタッフは，その行動が唐突なため，変化のきっかけが分からない状況です．また，特定のスタッフや患者に対して態度が豹変し，声を荒げるため，暴力はないものの威嚇された状態になります．また「目を見ないで」と言うため，対応に苦慮していています．病棟でもカンファレンスをしているのですが，なかなかよいアイデアが見つからず，一部のスタッフはかなり強い陰性感情をもっている状況です．

　入院時の両親の話では，もともとの性格は穏やかということですが，中学生時代の不登校の頃から友達がいなくなり，変化し始めたような気がする，ということです．

　事例提供の動機としては，患者さんが頻回に口にする「目を見ないで」という言葉が何を意味しているのか，その意味がわかれば，もう少し違ったかかわりができるのではないかと思ったことがきっかけです．

　入院病棟は亜急性期治療病棟で，病床数は50床，隔離室は3室あります．プライマリーナーシング制です．男性スタッフは4人，患者さんは2人部屋にいます．この事例にタイトルをつけるとしたら，「患者さんの本心を知りたい」としました．

事例検討

■ 患者の全体像の把握（🕐00：20〜）

遠藤：ありがとうございました．では，もう少し知りたいことや確認したいことがあれば，質問をお願いします．

一同：（沈黙）

西池：患者さんの外見は，どのような感じか教えてください[1]．

森：可愛らしい感じの方です．笑うと，とても素敵です．

末安：身長や体重はどうですか？

森：体重…，どのくらいかなあ．

末安：このなかで，体格は誰に一番近い？[2]

森：身長は150 cm前半，体重は50 kgくらいかな．

末安：あまり大きくないですね．堀田さんくらい？

[1]西池：事例を聞いていると，患者さんのイメージは怖い感じだが，実際はどのような感じなのだろう．

[2]末安：患者を一人の女性としてイメージできるような質問をしよう．

✎ファシリpoint! ファシリテーターも参加者として，事例提供者の発言からさらに患者の情報が得られるようにする．事例検討会は限られた時間のことが多いので，患者とスタッフとの関係性，臨床状況を明らかにしていく．どのような事例であっても，例えば回数を重ねた事例検討会だとしても，最初は和やかなスタートになるようにする．

堀田：（自分を指さして）このくらいですか？（笑）

末安：豹変すると，怖いという感じなの？

✎ファシリpoint! 事例提供者が話す患者に対する「怖い」という感情は，スタッフ全体がもっているのか，受けとめ方を参加者全体で共有する．また，参加者の質問について，他の参加者が具体的にイメージできるように，ファシリテーターから確認の質問をする．

森：そうですね．怖いというか，表情だけでなく声も大きくなるので…．そこが一番，困ります．

西池：声が大きくなるというと，どうなる感じですか？▲3

森：どうなるというより，叫ぶといった感じです．

西池：何か具体的な言葉を発するのですか？

森：いいえ．「わーっ」「うーっ」などが混じった感じの，何ともいえない叫ぶ感じです．言葉ではないです．夜は怖いです．

堀田：森さんは，患者さんが反応する「特定のスタッフ」ですか？

森：違うと思います．

西池：「特定のスタッフ」には，何か共通点があるのですか？▲4

森：う～ん…．そのあたりは話し合っているのですが，今のところ共通点はないような気がします．

大野：女性というところに何かヒントがありそうな気もします．

末安：どうして？

大野：お母さんが2年前に亡くなっているので，何かその点とも重なる部分があるのかなって．お母さんに対する思いが重なっているとか…．

野田：お母さんが亡くなったとき，患者さんはどのような様子でしたか？

森：あまり変化というか，感情は表出しませんでした．入院中でしたので，お兄さんが迎えに来て，お葬式にのみ参加しました．

野田：その後，何か変わった様子はありませんでしたか？

森：う～ん，その少し前からあまり話をしなくなっていたので…．でも，お葬式から帰ってきて，沈んでいたと思います．スタッフは心配しました．

西池：お話はされましたか？

森：はい．大変だったねって．

西池：それで？

森：下を向いて，それ以上は何も．数日後にはもとの様子になっていました．

▲3西池：できるだけ起こっていることを具体的にしよう．

▲4西池：特定のスタッフに限定されているところが気になる．

一同：（沈黙）

三木：2年前から「目を見ないで」と訴えているのですよね？▲5

森：そうですね.

三木：お母さんが亡くなった時期と重なりませんか？

森：正確なところは記録を見ないとわからないです. 亡くなった後のような気もしますが, そうではなかったような気もします.

西池：川村さん, どうでしょうか, 覚えていませんか？▲6

川村：う～ん, ちょっと覚えていないです.

末安：「目を見ないで」という言葉は, どのようなときに, どのような場所で言うの？

森：昼食後などですね, 食堂で. 廊下でも言われたことがあります.

川村：あと, 夜中に起きていると, 言われることがあります. 意外といろいろな場面で言っている感じがします.

末安：昼食後以外はさまざまな場面だとすると, 気分の波があるのか, ずっと思っていてスタッフと目が合ったときに言うのか.

森：やっぱり昼食後のイメージが強いです.

末安：食事の後, 何だろうね…. 不思議だね.

🖊**ファシリpoint！**　不思議なことがあると「正解探し」になりかけるが, そのままにして, 別の角度からの視点が出てくるのを待つことも必要. ファシリテーターも参加者の一員であり, 患者像がとらえられるように, さまざまな角度から質問をするが, まずは, じっくりと参加者全員で考えられるような雰囲気づくりをする. 事例提供者と同じ病棟に勤務するスタッフが参加している場合は, そのスタッフにも, どのように患者をみているのか, 確認をしてみる.

■**家族の状況, 患者と家族の関係**（⏱00：40～）

大野：お父さんはどのような感じの方ですか？

森：大人しい感じの方です. あまり話はされないですね.

大野：面会時は？

森：いつも患者さんの好きなお菓子と飲み物を持参するくらいです. 患者さんと話をされている感じはありません.

川村：私も一度, 面会室に伺ったのですが, 荷物を渡してすぐに帰っていました▲7.

西池：お互いを見ていますか？

🖊**ファシリpoint！**　参加者が自分もスタッフとして病棟にいたらと想定し, 観察するポイントを聞くことによって, 患者と父親の関係性について考える情報を得る.

▲5西池：三木さんは, お母さんの死去と患者さんの叫びが関連していると思っているのかな.

▲6西池：森さんと同じ病棟に勤務している川村さんにも確認してみよう.

▲7西池：荷物を渡してすぐに帰る？　お父さんと患者さんとの関係は？　その様子をみて, スタッフは何も思わないのだろうか. 私だったらお父さんに聞いてみたい.

森：いつも面会室に行っているわけではないので….　でも，少ししか見てない気がします.

西池：お父さんにお話を伺っていますか？

森：今のところ特には聞いていないです.

野田：お父さんは何のお仕事をされているのですか？

森：退職されているようですが，以前は会社員だったと思います.　仕事の内容はわかりません.

野田：ということは，年金暮らしでしょうけど，お金には困っていないのですね？

末安：どうして，そのことが気になるの？▲8

🖋**ファシリ point !**　発言の真意を尋ねることで，質問者の関心がどこにあるのか，参加者全体で共有する.

野田：お父さんは患者さんの希望する物を面会時に持参しているということだったので，生活面はどうなっているのかと….　患者さんが頼りにしているのかどうか，お父さんはどのような気持ちで面会に来ているのかが気になりました.　昔は患者さんから暴言や暴力も受けていたようなので.

末安：確かに，お父さんがどのような気持ちで面会に来ているのかは知りたいね.　それと，お兄さんや妹さんの面会はあるの？

森：お葬式のときにお兄さんが迎えに来た以外，面会はありません.　お兄さんは仕事が忙しく，妹さんは結婚されていて他県に住んでいると聞いています.

末安：そうか，お父さんしか面会に来ていないのか.　患者さんは兄妹に対してどのような気持ちをもっているのだろうね▲9.

■「目を見ないで」「死にたくない」というという訴え（🕐00：50〜）

西池：お父さんに「目を見ないで」と言うことはあるのですか？▲10

森：ないと思います.　面会時，ほとんど会話はないですし.

遠藤：患者さんが「目を見ないで」と言ったとき，スタッフはどのように対応していますか？

森：私を含めて「また来るね」と，いったんその場から離れることが多いです.　大声を出しているときはつらそうなので，頓服を勧めることもあります.

末安：「見ていないよ」とは言えないよね，見ているから.　困るよね.

森：そうです.　だから自然に目を見ないようにしている感じです.

末安：それも，つらいよね.　一つのかかわりとして頓服の提案をしたとき，患者さんは薬を受け取るの？

森：時間をかけて「飲んでみようか」というかかわりをしていた時期もありますが，一回スイッチが入ってしまうと，20分など時間をかけても飲

▲8末安：急に年金の話？　野田さんは何が気になっているのだろう.

▲9末安：お父さん以外の家族の状況もみえてきた.　兄妹との関係は，患者さんの成長過程にどのような影響を与えているのだろう.

▲10西池：「目を見ないで」と言う患者さんの様子を，もう少し聞いてみたい.

まないことがあります．でも，しばらく時間が経ってから，自分からナースステーションに来ることもあります．

西池：必要だと感じて自分からスタッフのところに来るということは，自分でもどうにかしたいという思いがあるからでしょうか？▲11

森：そうですね，そんな気はします．ちょっとほっとしますね．

西池：時間が経っているあいだに，何が起こっているのでしょうね．

森：う～ん，そこまでは考えたことがなかったです．

西池：「死にたくない」と訴えるときもあるのですよね？

森：きっかけはわからないのですが，病棟が騒がしいときに壁に頭を打ちつけているような感じもします．ただ，そのときは普段と目つきが異なるので，うるさいからというよりは，精神症状が原因かなと思っていました．

大野：壁に頭を打ちつけているときはきついですよね．どのように対応していますか？

森：とにかく訪室して，心配であることを伝え，横になるように言います．ベッドで休めないときは主治医に報告して，注射か，緊迫しているときは隔離室に移室するのかの指示を求めることもあります．

野田：患者さんが穏やかなときに，どうして「目を見ないで」と言うか，聞いてみたことはありますか？▲12　「死にたくない」理由も．

末安：質問は一つずつにしましょう▲13．まず，「目を見ないで」と言うことは？

森：調子が悪くなると思って，なかなか聞けていません．

末安：「死にたくない」という言葉は，どのようなときに言うの？

森：理由を聞いても，患者さんから具体的な答えは返ってきません．

野田：調子がよいときに，患者さんに直接聞いてみるのもよいのかなと．

末安：野田さんならどのようにして聞けそう？▲14

野田：僕ですか？　そうですね，「目を見ないと言うのは，何か理由があるの？」などですかね？

西池：患者さん答えてくれますかね？　他の人はどのように聞きますか？

🖌️**ファシリpoint！**　次々に質問されると，事例提供者は同時に複数のことを考えなくてはならなくなる．そのため，事例提供者からしばし話題が離れるようにし，ゆっくりと思い出してもらえるようにする．また，参加者が自分のこととして重要な場面を考えられるように試みる．

大野：「目を見ないで」と言うのは，見られる側の患者さんが恐怖を感じていると思うので，「何か怖いことがある？」と聞くかもしれません．

森：同じように聞いたスタッフはいますが，返事はなかったと聞きました▲15．

末安：患者さんは何かを訴えていると考えたほうがいいと思うのだけれど．

西池：お父さんには訴えていませんし，以前は訴えがなかったことも気に

▲11 **西池**：自分から薬を飲みに来るということは，頓服の効果を感じているのだろうか．

▲12 **西池**：野田さんは患者さんに直接，理由を聞いてみたいのだろうな．私も患者さんの調子がよいときに，「目を見ないで」と，どうして言うのかを聞いてみたい．

▲13 **末安**：野田さんは患者さんに直接，理由を聞いていないことをもどかしく感じているのかもしれない．

▲14 **末安**：事例提供者に気持ちを重ねてみることで，患者さんの気持ちを推察してもらおう．

▲15 **末安**：かかわりの困難な事例でも，最初から困難な患者ではない．スタッフはさまざまなことを試みている．

なります. 訴え始めた前後に, きっかけがなかったでしょうか？ お母さんが乳がんで治療していたことは, 患者さんはご存知でしたか？

森：患者さんは入院中でしたし, スタッフもお母さんが亡くなってから訃報を聞いています. 病名も後から知りました. 患者さんも知らされていなかったと思います. 他の患者さんでも, 家族の病気は知らされないことが多いですから.

末安：家族の病気を, まして親の死を後から知るのはつらいよね. 患者さんとお母さんの関係はどのような感じだったのだろう.

一同：（沈黙）

西池：お父さんに確認してみてもよいかもしれないですね. お母さんとお父さんの関係も気になります▲16.

■ 患者のコミュニケーション能力（🕐01：00～）

三木：すみません. 話が変わるのですが, 幼少期に周りから「変わっている」と言われて, 何回か不登校になった時期もありましたよね？ 患者さんとのコミュニケーションはどのくらいとれますか？

末安：森さんが答えやすいように, わかりやすく質問しよう▲17. 不登校の理由か, 患者さんのコミュニケーション能力か, どちらが知りたいの？

✎ファシリpoint！ 質問がわかりにくいときは, ファシリテーターが言い換えて, 事例提供者が安心して答えられるようにする.

三木：すみません. コミュニケーション能力のほうです. 読み書きは, できますか？

森：文字はひらがなを書くことが多いです. 本を読むことは, ほとんどありません.

末安：念のために聞くけど, 知能検査や心理検査はしていないの？▲18

森：はい.

末安：一度やってみてもよいかもしれないね. 発達の段階を正確に知ることができれば, かかわり方も変わってくるかもしれないね.

西池：キーワードの「目を見ないで」の意味も, 患者さんの言葉と私たちの理解がずれていないか, 考えるヒントになるかもしれません▲19.

✎ファシリpoint！ 事例検討の動機に話を戻すタイミング. 発言していない参加者の気持ちを発言に転換していくためのきっかけづくりにもなる.

■ 患者の精神症状（🕐01：05～）

大野：患者さんの障害の状況について確認したいです. 診断名は統合失調症ですけど, 具体的にどのような症状があるのですか？▲20

森：そうですね…, 何かが聞こえている, などです.

▲16西池：家族に話を聞くことは難しいのだろうか. この病棟ではスタッフがあまり家族に介入しないのだろうか. 患者理解のためには, やっぱり両親との関係性が知りたい.

▲17末安：少し質問がわかりににくいな…. 三木さんは何を知りたいのだろう.

▲18末安：どの病院にも心理職が在籍しているとは限らない. だが, 患者理解には心理検査が必要なこともある.

▲19西池：心理検査をしていないことを共有するのではなく, 患者さんを理解するための手がかりとして共有したい.

▲20西池：患者さんの診断名に話題が移った. この部分はまだとらえられていない.

大野：聞き入っている様子はありますか？

森：たぶんないと思います．

大野：怪しい感じがしますね▲21．

森：どこまでが統合失調症の症状なのか，判断ができにくい感じです．

大野：そうですよね．

三木：薬は何か飲まれていますよね？▲22

森：はい，寝る前にジプレキサ®を中心に．

三木：効いている感じはありますか？

森：そうですね，ずっと飲んでいるので…▲23　夜はよく休まれています．

大野：この病棟でケアされていて，一番困っていることは何ですか？

森：困っていることですか…．

大野：この患者さんが困っている精神の障害として，日常生活の過ごし方で苦労していること，人付き合いの部分でつらそうにしていることなど，どのようなものがありますか？　病気との関連性を知りたいと思います．

森：不穏になったときは，何かに脅えている感じがすごくあって，周囲の人を怖がっているということも，よくわかります．スタッフに対しても「怖い」と言うので，できるだけそういう状態にならないように過ごせたらいいなと思ってかかわっています．ただ，その切り替わるスイッチがわからないのです．穏やかに過ごしていると思っていたら，次の瞬間，大声で「死にたくない」と訴えるあたり，患者さんにとって，ものすごく恐怖だったり不安だったりするところがあると思っています▲24．

大野：本当に怖い思いをしているから怖いと言っているのかは，わからないということですか？

森：そうですね．

大野：「怖い」と言って，急に，理由がわからないような変化がみられるということですか？

森：はい．

西池：大野さんは，患者さんが大声を出しているときに，必ずしも怖い体験をしていないと思っているのですか？

📎**ファシリpoint！**　話の展開が変わったときも参加者の様子をみながら，まずは質問者や参加者が何に関心をもっているのかをじっくり把握する．

大野：そういうわけではないのですが，必ずしも，それだけではない気がします．うまく言葉にできないのですが…．

末安：さっき，三木さんは何を聞こうとしました？▲25

📎**ファシリpoint！**　タイミングを失って発言できなかった参加者にも目を向け，発言できる環境を提供することも大切である．何か言いたそうにしている参加者は，身体の動き（身体が揺れるなど）で表現していること

▲21末安：大野さんは患者さんの診断名についてしっくりきていないのだろう．

▲22三木：統合失調症以外の見方もできるのか，でも薬は何を飲んでいるのだろう．

▲23西池：ずっと…．同じ薬の内服を続けると，そもそもの薬の効果についてモニタリングが難しくなるかもしれない．今まで薬の変更はなかったのだろうか．飲み始めた頃の効果はどうだったのだろう．

▲24西池：死にたくない…．お母さんが亡くなる前も言っていたのかな．

▲25末安：大野さんの質問の答えに，三木さんは納得していないのではないか．

ともある.

三木：さっき？

末安：このやりとりの前の質問の答えに，納得したのかどうかを知りたい.

三木：私が聞きたかった質問は，不穏のレベルの確認です.

末安：今のやりとりを聞いていて，どう思う？　怖いって.

三木：多分，本当に恐怖の表現として怖いと言っているのではないだろうなという感じはしました.

末安：だとしたら，何だと思うの？

三木：何でしょう…（沈黙）.

■ 患者の病気のとらえ方（⏱01：15〜）

堀田：今の亜急性期病棟に来る前，開放病棟にはどのくらいいましたか？

森：約2年間です.

堀田：そのときに，退院希望は聞かなかったのですか？

森：はい.

堀田：開放病棟にいた2年前から急に「目を見ないで」という言葉が出てきたのですね？　その前までは目立ったことはなかったのですか？

森：はい.

堀田：拒薬もない？

森：はい.

末安：不思議だね.

堀田：雰囲気は変わりませんか？

森：以前，開放病棟では少しいじめられていたということもあり，周囲の患者さんやその環境を怖いと言って，少し脅えていたそうです.

西池：大声を出すときは，感情がこもっている感じですか？　それとも感情はこもらず，声だけが大きいという感じですか？

森：すごく感情がこもっています. 表情も変わって，全身で叫んでいるという感じのときもありました.

遠藤：患者さんは，今，精神科病院に入院しているという認識はあるのでしょうか？

森：あると思います.「自分は病気」と，よく言っていますので. 少し不穏になった後など，特に言っています▲26.

野田：今，話されていた不穏というのは，怒ってどなることを指していましたか？　この患者さんにとっての不穏は，怒ることになりますか？

森：だいたい大声を出すことが多いのですが，大きな声を出さないときは，ちょっと苦しそうな感じで言っていることがあります. 夜，不眠のときなどに.

▲26西池：患者さん自身もどこかで生きにくさを感じているのだろうか. 患者さんが，どのような病気と受けとめているのかを聞いてみたい.

野田：そういうとき，スタッフがそれを察知したとき，介入やかかわりはどのようにしていますか？　どのような言葉をかけていますか？

森：（沈黙．思い出している印象で何か話そうとしている）

🖌**ファシリpoint！** 時間をしばらく止めて，参加者全員で考える時間をつくることも大切である．

野田：「目を見ないで」と言うのは，逆に目を見てほしい，自分のことを気にかけてほしい，そういう意味にもとれますよね．

末安：どうしてそう思うの？

野田：以前，受けもっていた患者さんが「来ないで」と訴えていたのですが，実は「そばにいてほしい」という意味だったので，近いのかなと．

末安：この患者さんの場合も，違う意味で言っているのかな．だとしたら，どのような意味なのだろう？

野田：寂しさとか？　寂しいという訴えとも受け取れるのかな…．

西池：入院していて，離れていたお母さんを失って，お母さんにかけたい言葉を言語化できていないとか…．

末安：患者さんにとって，お母さんはどのような存在だったのだろう？

森：直接聞いたことはありません．聞いている話では，患者さんはお母さんにとても大事に育てられたそうです．不登校になったときも患者さんにずっと寄り添っていたみたいです．推測ですけど，よい母娘だったのではないでしょうか[27].

> ▲27西池：患者さんのお母さんに対する思いが少しみえてきた感じがする．

末安：だとしたら，やっぱりお母さんが亡くなったことと「目を見ないで」と言うのは何か関連があるのかな．それとも，もっと患者さん自身の事柄に関することなのか…．

森：（沈黙．しばらく考える）

■ スタッフの陰性感情（⏱01：25〜）

堀田：問題と感じていることで，「一部のスタッフが陰性感情をもっている」と話していましたが，もう少し具体的に教えていただけますか？

森：前回の入院を知っているスタッフは，患者さんに対してあまり陰性感情はないのですが，特に強い口調で「来ないで」「目を見ないで」と言われたり，大声で叫ばれたりしているスタッフは，怖さを感じてかかわりたくないと思っている人もいると思います．

西池：森さんも，そう感じることがありますか？

森：私は大丈夫です．スタッフの気持ちもわからなくはないのですが，かかわりが嫌になることはありません．それより，「どうして目を見ないで」と訴えるのかが気になります．

川村：私も大丈夫ですが，やはりスタッフ間で温度差がある気がします．

堀田：だとしたら，スタッフも安心して患者さんの思いなど聞けないです

よ…. 森さんはこの患者さんのプライマリーナースですか?

森:いえ, 違います. プライマリーナースも悩んでいます.

一同:(沈黙)

末安:どうしたらいいのかな. 誰か同じような経験をした人はいない?

大野:私の勤務する救急病棟でも患者さんに陰性感情をもつことがあります. そのときは陰性感情をもっていないスタッフがかかわるようにしています.

森:そうですね, ただ夜勤のときなどはそうもいかなくって…[28].

西池:私は, 患者さんに対する感情をスタッフで共有して, その日の受けもちなどをチームで調整していました. 患者さんはずっと調子が悪いわけではなく, 身の回りのことは自分である程度できるそうなので, 1日のどこかでゆっくり患者さんと話をしたり遊びを取り入れたりしながら, 患者さんの思いを聞いてみてもよいのかもしれません. 患者さんの好きなことや関心のあることはありますか?

▶ **ファシリpoint!** 最後は, 事例提供者の動機や気がかりに焦点をあてながら話を進めていくことが大切である. 事例提供者自身が病棟に戻ってやってみよう, これならできるかもしれないと思える展開も意識することが重要である.

森:音楽を聴いていることが多いと思います.

野田:どのような音楽ですが?

森:わかりません.

野田:一緒に音楽を聴きながら, 話をしてみてもよいかもしれませんね.

森:一緒に音楽を聴く…, できるかな. 調子がよさそうなときに一度やってみようと思います.

■ **今後のケアの可能性**(⏱01:30〜)

鈴木:10分前です.

遠藤:時間も残すところ10分ですが, 言い残したことはありませんか?

大野:言い残したということではないですが, この患者さんにとって重要他者であったお母さんとの別れの作業[*1]が, 十分にできていないのではないでしょうか. 推測でしかありませんが, 突然, 目の前からお母さんがいなくなったことに対して, まだ気持ちの整理ができていなと思うのです. お母さんは, ずっと患者さんの目を見て優しく接していたのではないでしょうか. だからこそ, 目を見られるとお母さんを思い出してしまう, 悲しみの表現でもあるような気がします. だとしたら, 患者さんの「目を見ないで」という発言は, 病状が悪いというより「気持ちを表出できるプラスの側面」であると思うのです.

一同:(沈黙)

▲28西池:森さんは, あまりスタッフの陰性感情をどうにかしたいという感じでもなさそう. 目の前の患者さんのケアについて考えられるといいな.

*1:対象喪失によって生じる悲哀を受け入れる過程.

末安：お母さんが亡くなったときは，ほとんど感情の表出はなかったのだよね？

森：はい.

末安：だとしたら，何と声をかけられるかな．鈴木さん，記録で精一杯だと思うけど，何か言いたいことはない？

鈴木：あっ，はい．いろいろな側面からみなさん，意見をおっしゃっていて…．一番気になったのは，患者さんはお母さんからとても愛情を受けてきたのだなということです．お母さんはずっと患者さんのことを心配していて，いつも自宅で見守って，暴言・暴力があっても決して見放さなかった．患者さんが退院希望しなかったのも，自宅にいるとお母さんに迷惑をかけると思ったのではと．今回の入院，実はお母さんの不調に気づいていたのではないかと思うと，とても切なくって…．でも，何と声かければよいのかは思いつきません.

一同：（沈黙）

■ 事例提供者の感想（⏱01：40〜）

遠藤：まだまだ検討したいところですが，時間です．森さん，感想をお願いします.

森：本日は，いろいろな意見をいただき，ありがとうございます．一番気になっていた「目を見ないで」というキーワードは，スタッフも，どうして最近，患者さんが訴えるようになったのかと，疑問をもち，対応に困っていました．私個人としては，このキーワードが出るのは精神状態が悪いときだと思っていたので，あまり言ってほしくない言葉というくらいの受けとめでした．だから，何とかその言葉を言わないですむような関係をつくるために，どのようなケアができるのだろうと考えていました．でも，今回，事例提供をして，実は患者さんは自分の思いを表出している，患者さんにとってはプラスではないのかという意見をいただいて，発言を止める方向ではなく受けとめて，患者さんの気持ちを受け入れるようなかかわりをしていけたらいいなと思いました.

　スタッフともこの思いを共有しながら，お父さんにもう少し今までの様子を具体的に聞いていきたいと思います.

■ アフターミーティング（⏱01：50〜）

西池：みなさん，お疲れさまでした．事例検討で言い残したことがないか，確認したいと思います.

森：最後に言いましたが，みなさんからいろいろ意見をもらえて本当によかったです．特に私自身は家族との関係について，あまり考えてきませんでした．入院が長くなり，特にここ2年間で患者さんの状況が変わり，もちろんお母さんの死去は影響していると思っていましたが，患者さんが両

親に以前，暴言・暴力を行っていたこと，医療保護入院していたことがあったので，お母さんをはじめ，両親との関係はよくないと思い込んでいました．今回の事例検討で改めて，家族について考えることができました．お父さんにもう少しお話を聞いてみようと思います．

遠藤：何とも切ない事例で…．事例提供者の森さんと同様に，どうして「目を見ないで」と訴えるのか，そこばかりを考えていました．司会者ということを忘れ，参加者全体をみるのをすっかり忘れていました．すみません．

鈴木：記録係は，本当に大変ですね．参加者の発言とともに自分も考え込んでしまって，気になったところ以外，書き留めることができませんでした．すみません．最後にファシリテーターから声をかけられて，頭が真っ白になりましたが，思っていることが言えてよかったです．

末安：いいんだよ．記録は気になったところだけで十分です．そこが話題の転換ポイントだったりするから．

鈴木：はい…．

末安：今回の事例では，患者さんの感情がどのような状態なのかを「目を見ないで」というキーワードから探ってみるという検討になりました．ケアは「患者―看護師」の関係だけど，関係の核にあるのは感情ですよね．お互いの触れ合っている関係を通して，何が求められているのか，助けてほしいことは何かを，手さぐりで探すしかないですね．患者さんは明らかにケアを求める．でも，まだスタッフには，患者さんは何がつらくて，何に苦しめられていて，何を助けてほしいと言っているのか，そのもとにある他者に向けている感情が何なのか，つかみきれていない．患者さんが発信している言葉や行動から，その様子は，かなりわかりましたが，もう少し患者さんの言動があったそのときどきに確かめられていたらよかったですね．もちろん患者さんの感情だけではなくて，スタッフが患者さんのどこに向かってケアを提供していくのか，その感情の伝え方も話し合えたらよかった．心配していて，何とかしてあげたいのに役に立っていない，どうしてあげたらよいだろうと感じているのは，とてもつらいことです．でも，少なくともそのことは参加者に共有された事例検討だったと思います．まだ患者さんが満足する状態は得られていないので，今回の検討を踏まえて，展開できるケアの手がかりの一つになったらよいのにと思います．

西池：ありがとうございました．私自身はなかなか患者さんの全体像がとらえにくく，しっかり患者理解に時間を使ったほうがよいと思い，参加者の発言を聞いていました．最後のほうで陰性感情の話になりましたが，患者さんのことがより深くわかることでスタッフの陰性感情も軽減すると思い，あえて最初からその話題にはふれませんでしたし，焦点をあてることも避けました．事例提供者の森さんの気がかりである，「目を見ないで」

という患者さんの訴えについて，いろいろなとらえ方ができると思いましたし，参加者のそれぞれの意見を聞くことで，かかわり方のヒントが多く出てきたと思います．プライマリーナースではない森さんの気になる，どうにかしたいという思いが参加者全員に伝わったと思います．

まとめ

　今回の事例検討は，ケアの過程で患者から発せられる言葉をめぐった展開である．その言葉が何を意味しているのか，なぜ同じ言葉を繰り返すのか，謎を解き明かそうとした．それは事例提供者やスタッフが，その謎を解明することが，ケアを適切に行うために必要だと考えたためである．

　ケアを行うための基本的前提は，患者の求めていること，困っていることを読み取ることである．とはいえ，これは，なかなか手ごわい．「目を見ないで」と訴え「死にたくない」と言い，壁に頭を打ちつける，止めようとしても止まらないその行動の意味を知ろうと，スタッフのかかわりが続いていることは，この患者へのかかわりが難しいことを物語っている．

　かかわりの中心は「スタッフが感じたこと」や「考えたこと」である．患者の言葉の背景に何があるのか，何が患者を苦しめているのかを繰り返し，手を変え品を変えながら率直に聞こうとしていることもわかった．

　もちろん，スタッフの思いだけで患者に迫ればよいというわけではない．感じたこと，考えたことを患者にどのように伝えるのか，事例提供者の心配は率直に語られていて，しっかりと一致しているが，肝心の「患者との相互関係」には至っていないため，患者の言動は「拒絶的」にみえる．そして，患者の訴えがなかなか落ち着かないまま，ケアをしている．そのため，事例提供やスタッフは，患者の拒絶的で気分の変動の激しい状態に対し，新たなかかわりの糸口が必要と考えたと思われる．

　「目を見ないで」「死にたくない」という発言を聞いて，正直に「そう言われても私も困る，どうしたらよいのだろう」「いい方法があれば教えてほしい」と，患者に伝えてみるのもスタッフの気持ちと行動をケアにつなげた，自己一致[*2]を図りながらの一つのかかわりではないか．患者が苦しんでいるときはもちろんだが，緊張感の高いときほど率直なコミュニケーションを行うことで，効果が得られるときがある．患者の体験している感情やそこから生まれる言動を否定するのではなく，できるだけ率直なコミュニケーションをしていけるようにスタッフも自覚し，訓練する．率直に表現したからこそ，次の難しい課題に取り組むことができ，お互いに自由なコミュニケーションができるようになっていけるのではないか．

*2：看護師が自分の思いと一致する内容を率直に表現すること．

事例提供者を支持するだけでは事例検討が深まらない事例

事例検討会の背景

- **主催，開催場所**：事例検討会に関心のある医療者が中心となり，自主的に地域（近隣）の病院に声をかけ，定期的に（2か月に1回，土曜日に）開催．参加者は固定しており，開催場所は訪問看護ステーションである．
- **時間**：120分間（事例検討会そのものは90分間）．
- **形式**：フリーディスカッション．
- **参加人数**：12人．参加者は複数の施設に所属．参加者固定の事例検討会が定期的に開催されているため，全員，顔見知りとなっている．
- **参加者（ファシリテーターを除く10人）**
  事例検討会の経験：全員，経験者．
  参加目的・動機：参加者の事例検討会への経験には差があるものの，今後，事例検討会でファシリテーターとしての役割を担うことを病院から期待されている人が多い．事例検討を重ねることでよりケアの質を高めたいという参加動機をもっている．リーダー（司会者），サブリーダー，記録係は当番制．

事例検討会　報告用紙

・事例報告用紙は個人や施設，地域を特定できる固有名詞や表現は避けてください．また，事例検討会以外に使用いたしません．
・事例報告用紙は参加者へコピーを配布いたします．事例検討会後は回収し，シュレッダーにて破棄いたします．

Ⅰ．事例のプロフィール（入院までの生活歴，入院後の治療，看護の経過など）

年齢（　20　）歳代　性別（　⑲・女　）　　かかわりの開始（　2年前　）頃から

　　診断名は統合失調症（摂食障害）．家族構成は3人（両親と患者）．小・中・高校は公立校に通い，成績は上位，特に目立ったところはなく，高校の教員からの期待も高かった．しかし，希望する大学に合格できず，浪人した頃から少しずつ変化が現れた．部屋に閉じこもり，夜間になるとコンビニで買い食いをし，20kg以上体重が増加して91kgとなり，両親も驚いていた．体重増加については，患者も気にしていたようで「下剤を服用している」と友人に話していたらしい．両親は勉強に集中してもらうためと，小遣いは患者の言うとおりに与えていた．そのため，変化に気づくのが遅れた．

　　18歳（浪人1年目）のときに，閉じこもっていた自宅の2階から飛び降りた．けがはなかったが，まとまりのない言動が続いたため，総合病院の精神科経由で精神科病院に初回入院となった．7か月間の入院を経て退院となったが，1か月後に再入院となり，その後も8回の入退院を繰り返した．そのため，両親が治療に疑問をもち，2年前に精神科病院である当院に転院となった．転院時は，「精神症状は消退傾向」と記載されていた．入院後は，スタッフや同室者を見る目つきがとても怖く，何か言いたいことがあるときは，喉を鳴らし，体全体に力を入れて呼吸困難のような状態になる．落ち着いているときに話をすると，「自分はもう一生，ここにいる」と話す．

Ⅱ．事例提供の動機（なぜこの事例を選んだのか，何を話し合いたいかなど）

患者の症状は悪化しており，なかなか変化しない．患者の行動が症状によるものなのか，そうでないとしたら何が患者をそこまで追い詰めているのか（症状なのか，スタッフや家族への抗議なのか），患者の行動をどのように受けとめたらいいのか，主治医も「先がみえない」と話しているため，何かできることがないか，参加者から意見をもらいたいと考えたから．

Ⅲ．問題と感じている出来事と今後の見通し（援助をめぐって感じている困難感や行き詰まり，患者やスタッフの言動に異和感を覚えた気がかりな場面など．プロセスレコードなどの添付も可）

現在は，だいぶ落ち着いてきたが，繰り返し悪化する傾向にある．「僕は汚いから触るな」と言うこともあり，自傷行為が心配である（実際の行動は，まだみられていない）．患者は幻聴を否定しているが，表情などが急激に変化するため，主治医やスタッフは幻聴が聞こえていると考えている．

Ⅳ．事例をめぐる臨床状況　（隔離室の有無，他の病棟との連携，スタッフの配置数，主治医の考えなど）

男女混合の亜急性期治療病棟で，定床は60床，4人部屋と個室がある．患者は個室に入室．隔離室は2室．夜間はスタッフ2人体制で，2交代勤務．

Ⅴ．もし，この事例のかかわりにタイトルをつけるとしたら？

入院後に緊張が強まっていく患者とのかかわり

事例報告用紙
（日本精神科看護協会研修会資料より）

事例検討会

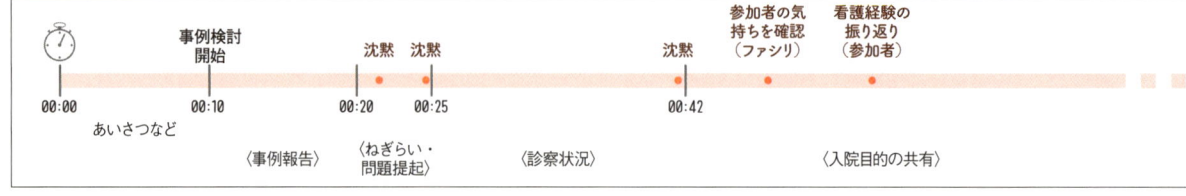

事例検討の主な「場」の動き
「ファシリ」はファシリテーター，「提供者」は事例提供者，（　）は行った人，〈　〉は事例検討の主な内容を指す．

開催のあいさつ（⏱00：00〜）

西池：遅くなりましたが，前回の記録用紙をお配りしました．大変，難しい事例でしたけど，自分たちの施設でも起こりうる話だと感じてもらえたらと思います．大事な経験を，自分のなかだけに留めておくと，小さな経験になってしまう．かかわりを真剣に考えていることの共有が，事例を深めるために大事だと，改めて思いました．できれば，続きを検討したいところですが，我慢して（笑），今回の事例検討をしましょうか．

　あっ，その前にもう一つ．記録を読んで気づいたことですけど，前回の事例は，みなさんがとても重い気持ちになったのだなと感じました[*1]．比較的，長い沈黙が記憶では4回（笑）．ただ，このグループでの事例検討は8回目でしたので，慣れてきたのか，誰かが無理に話し出すことはありませんでした．沈黙はそれぞれが事例について深く考える時間，今回の試みとも共通しますけど，「自分との対話の時間」にあてていたのかなと思っています．

　記録の話に戻りますが，記録係はやってみるまではとても難しく感じるかもしれませんが，こうやって事例検討の経過を振り返る，事後検討の記憶の再現にはどうしても必要なことです．記録として残すことも大切ですけど，そのときの記憶の全体をよび戻すために必要で，貴重な財産だと思っていただければ嬉しいです．

　今回の事例検討会は9回目，事例提供者は根本さん，司会者は佐伯さん，サブリーダーは井口さん，記録係は岡田さんに，お願いをしています．ファシリテーターはいつものように末安さん，西池で担当します．途中で，前回，お話ししましたように，初めての試みとなる，リフレクティング・プロセスを取り入れた検討を行います[*2]．初めてなので，何が起きるのかと思われるかもしれませんが，事例検討はいつものように進めますのでご安心ください．では，司会者の佐伯さん，お願いします．

佐伯：司会を務めさせていただきます佐伯です．よろしくお願いします．まずは根本さんから事例報告をしていただきたいと思います．井口さん，終了10分前になったらサインをお願いします．

*1：前回の事例検討から2か月のあいだに起きた変化は，前回の事例検討の成果であり，今回の事例検討に引き継がれていくように，ファシリテーターの「気づき」を共有する．

*2：事例検討にはさまざまなバリエーションがあるため，参加者が事例検討に慣れてきたところで新たな学びの方法を試み，参加者と共有する．

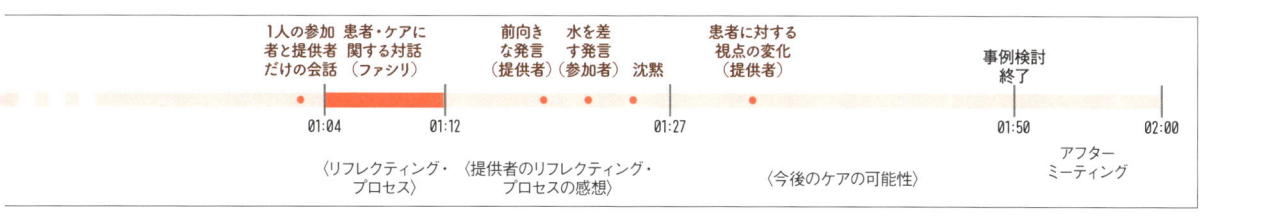

○ ○ ○ ○ ○ ○ ○ ○ ○ ○ ○ ○ ○ ○ ○ ○ ○ ○ ○ ○

事例検討会での役割，参加者（12人）の現在の所属・事例検討会の経験

参加者の事例検討会への経験には差があるが，全参加者の参加経験は8回以上である．

末安【ファシリテーター】：ファシリテーター経験30回以上．

西池【ファシリテーター】：ファシリテーター経験15回以上．

根本【事例提供者】：臨床経験13年目．亜急性期治療病棟に勤務．事例提供者となるのは初めて．

佐伯【司会者・リーダー】：臨床経験15年目．慢性期治療病棟に勤務．院内の教育担当として事例検討会を任され，ファシリテーターの勉強をするために参加した．

井口【サブリーダー】：臨床経験7年目．慢性期治療病棟に勤務．地域で開催されている多職種の事例検討会に参加している．

岡田【記録係】：臨床経験12年目．急性期治療病棟に勤務．記録係は初めて．

戸村：臨床経験9年目．慢性期治療病棟に勤務．病棟の先輩に勧められて参加した．

井高：臨床経験3年目．慢性期治療病棟に勤務．日頃からケアに悩むことが多く参加した．

後藤：臨床経験8年目．精神科救急入院料病棟に勤務．

植田：臨床経験19年目．慢性期治療病棟に勤務．院内で事例検討会を開催している．

秋吉：臨床経験9年目．慢性期治療病棟に勤務．日頃からケアに悩むことが多く参加した．

星野：臨床経験8年目．慢性期治療病棟に勤務．日頃からケアに悩むことが多く参加した．

（敬称略）

事例提供者による事例報告（🕐 00：10〜）

根本：よろしくお願いします．今回の事例検討の患者さんは，少し複雑です．私自身，事例提供者となるのは初めてで，かなり緊張しています．

末安：いつもの調子でどうぞ（笑）▲1．

根本：ますます緊張します（笑）．いつもは思いっきり突っ込みを入れるほうなので，今日は突っ込まれることを覚悟しています．

　まず，患者さんのプロフィールを紹介します．20歳代前半の男性です．実は，当院へは近隣のある精神科病院からの紹介で，「転院」という形で入院しています．一応，診断名は統合失調症ですが，過去には男性で珍しい摂食障害の診断がついたこともあります．父親は大企業の技術系の役員をしています．母親は，自分でいくつかのお店を経営しています．母親は指示を出す立場にいるためか，スタッフにも人当たりがよいというか，細かいところまで気がつく人だと思います．嫌みな感じはないです．

　患者さんは一人っ子です．高校まで公立校に通い，成績は上位で，教員から「東京の大学をめざせ」と言われていたようです．患者さんも，そう

▲1 **末安**：できるだけ臨床のときと同じ姿になってもらいたいので，最初の雰囲気づくりをしよう．

する気持ちだったようです．ところが，希望大学に入れず，浪人して予備校に通っている頃から変化が現れたようです．最初は過食になって，ジャンクフードというのでしょうか，ポテトチップやハンバーガーなどを何食分も食べ，コーラを一気飲みするパターンとなりました．体重が20 kg以上増加し，91 kgとなって，周囲は驚いたそうです．両親は勉強に集中してもらうために，ほぼ患者さんの言いなりで小遣いを与えていたようです．

　患者さん本人から，外見を気にしている話はなかったそうですが，近所に住む唯一の友人から母親が聞いたところでは，この頃から外見を気にして，毎日通うはずの予備校にもあまり行かなくなったそうです．これは，後からわかりました．友人は「もう食べるなよ」と言ったようですが，患者さんは「下剤を飲んでいるから大丈夫」と話したらしいです．でも91 kgですものね，効果はないですよ．女性で体重増加を気にする人はよくいますけど，男性だとあまりいないですよね．でも，この患者さんは深刻だったと思います．「下剤を飲んでいる」と言っていたわけですから．

　前の病院では，水中毒と自己誘発の嘔吐をしていたため，隔離されていたようです．治療期間はわかりません．記録がありませんでした．

　総合病院の精神科へ初回入院した直接のきっかけは，体重増加と前後して何かに脅えたような様子になり，ある日，自宅の2階から飛び降りたことです．両親は慌てて救急車をよびましたが，庭木があり，土が柔かったために，患者さんはかすり傷くらいですんだようです．ただ，その後，さらにまとまりを欠く言動が続き，入院していた総合病院経由で精神科病院に転院しました．浪人1年目の18歳のときです．そのときの記録には「注察妄想や被害妄想，衝動性が顕著にみられた」とあります．その改善を目的にした入院だったようです．

　入院予定は3か月間だったようですが，実際には7か月間となり，ともかくその後，退院しています．しかし，すぐに症状が再燃し，服薬を中断したようで，退院1か月後に再入院したようです．その後，8回の入退院を繰り返したため，今回，精神科病院である当院に両親の意向で転院しました．転院時には，「精神症状は消退傾向」と記載されていました．

　これまでの生活について聞いたとき，患者さんは，よくなったらアルバイトをしたいと話していたようですが，実際はこれまで何もしていなくて，まだ若いのに，私からみると，何だか疲れて荒廃した雰囲気がありました．若々しさがないというか…．

　当院への入院後に目立ったのは，スタッフや同室者を見る目つきがとても怖いことです．刺すような目つきというか，ごくたまにいますが…，今までのなかでも特別な感じです．こちらが何か声をかけて，それに返事をしたいのか，何か言いたいことがあるときは喉を鳴らすような，喉というか，喉に体の全体の力を溜めて，すごく力を入れて呼吸困難みたいな状態になります．最初はパニック発作かと思いました．心配してそばに寄って

みたら，パニック発作とは違う感じがしました．主治医も「たぶん違うと思う」と話しています．心配なので，できることはないかと近づくと，拒絶します．一方で，「こっちに来るな」と言うかと思えば，「何ですぐ来ないんだよ」と，よく聞こえない声で真逆のことを言います．どっちなの，と思うことがあります．それを言うとき，唇に力を入れて噛み，血が流れることもあります．止血処置をしようとすると，「来るな！」と大声で叫びます．仕方なく不穏時の筋注をすることになります．最初は抵抗しますけど，落ち着いて話をしているとだんだんと脱力していくのがわかります．これを繰り返している感じです．

　何だか話していてもつらいです．思い出すので．何が患者さんをそこまで追い詰めているのか，症状なのか，スタッフや家族への抗議なのか，どのように受けとめたらいいのか，主治医も「先がみえない」とつぶやいています．現在は，だいぶ落ち着いていますけど，やはり一時的な対処しかできていないためか，また「大波」が来るような気がしています．

　落ち着いているときに，言動の理由を聞くと，「自分はもう一生，ここにいる」と，誰に言うのでもなく，冷たい声で話します．冷たい声と言いましたけど，私には悲しい声に聞こえて，声のかけようがないです．泣きたいくらいですが，患者さんはもっと泣きたいでしょうから．あと，「僕は汚いから触るな」とも言っています．今は，先ほど話したように唇が切れるだけですが，自傷行為がエスカレートするのではないかと心配しています．たまたま今は，自傷行為をする入院患者がいないので連鎖反応はないと思いますが，警戒しています．

　患者さんは幻聴を否定していますが，症状の「波」の起き方というか，変化の現れ方が急激で，急に切迫した表情となるので，主治医もスタッフも実は聞こえているのではないかと疑っています．極度の緊張状態のときの目のやり場というか，視線の動きからも，何かに耐えているようにみえます．違うかもしれませんが….

　病棟は男女混合の亜急性期治療病棟です．4人部屋と個室があり，患者さんは個室に入室しています．隔離室は2室あります．夜間はスタッフ2人体制，2交代です．この事例にタイトルをつけるとしたら，「入院後に緊張が強まっていく患者とのかかわり」としました．以上です．

事例検討

■ 事例提供者へのねぎらい（⏱00：20〜）

佐伯：ありがとうございました．ご質問のある方はお願いします．

末安：苦労していますね[▲2]．

根本：はい．この患者さんのことを考えると，緊張で眠れなくなるときがあります（笑）[▲3]．

西池：事例報告を聞いて，根本さん自身がかなり思い詰めているのではな

[▲2]末安：聞くだけで終わらせず，最初に受けとめた感覚を伝える．

[▲3]西池：笑っているけれど，かなりつらそうな感じがする．見た目と内容のずれは伝えたい．

いかと少し心配になります．心が苦しくなる事例ですね…▲4.

一同：（沈黙）

■ ファシリテーターからの問題提起（⏱00：23～）

末安：入院後，特に転院後に症状がなかなか軽快しない患者さんはいますけど，エスカレートしていくという点で，似たような経験をした人はいませんか？▲5,6

根本：ぜひ聞かせください．

一同：（沈黙）

📍**ファシリpoint！** 参加者から意見が出ない場合でも，事例提供者や参加者に考える時間を十分に与えること，すぐには語れなくても参加者自身の臨床経験を振り返ってもらえるような投げかけが大切である．

■ 主治医の診察状況（⏱00：25～）

末安：患者さんは今，何歳でしょうか？

根本：23歳です．

末安：主治医はどれくらいの頻度で，患者さんを診察していますか？▲7

根本：主治医は病棟に，月，火，木，金，週4日，来ています．病棟医のため，一人で60人近くの患者さんを担当していて大変です．頼めば，他の曜日でも来てくれます．当直が土日ですと，必ず病棟に来てくれます．穏やかな先生です．

末安：この患者さんにはどれくらい時間をかけて診察していますか？▲8

根本：来棟していれば，ほぼ毎日会っています．診察室によばずに病室に行くことが多いです．看護記録もみてくれています．でも，訪室すると，割とすぐに戻ってきて，「ダメだなぁ」とつぶやいています．私たちスタッフと近い感覚だと思います．

末安：患者さんをよく知っているのですね．患者さんの日々の変化，病状，スタッフの報告についても．

根本：はい．しっかり診てくれます．そのつど言葉を交わしています．

一同：（沈黙1分）▲9

📍**ファシリpoint！** 事例報告が具体的であっても，ファシリテーター自身が患者像をとらえにくい場合は，いろいろな角度から質問することが大切である．今回は，主治医が「先がみえない」とつぶやいているため，あえて主治医の診察状況にスポットをあてた質問をすることで，「医師—患者」の関係を聞いている．

▲4**末安**：場の雰囲気を代弁するだけではなく，参加者の一員としての発言をしている．

▲5**西池**：いきなり，似たような経験の話？　全体像の把握をもう少ししたい…．参加者の様子を少しみてみよう．

▲6**末安**：この事例提供を聞きながら，最初に思い出した患者さんのことを話したい参加者はいないだろうか．

▲7**末安**：医療提供の構造を知り，参加者で共有しよう．

▲8**根本**：ファシリテーター（末安さん）は何が気になっているのだろう．

▲9**西池**：いつもと違う展開…．主治医は何だか不思議．来棟すれば毎日会う…．陽性転移が起きているのだろうか．単に心配で，気にかけているのだろうか，治療の枠組みが気になる．

■ **入院目的の共有**（⏱00：42〜）

植田：今回の入院では，入院計画や入院目標を患者さんと共有しています
か？

根本：はい．私は立ち会っていませんが，そういうことをきちっとされる
主治医ですので間違いないと思います▲10．

植田：入院時はどのような様子でしたか？　まだ情報不足ですけど，何だ
か患者さんは，スタッフに挑戦している感じがします．聞いていて根本さ
んと同じようにすごく悲しくなってきました．自分で何とかしようとして
いるのでしょうね．でも，うまくいかなくて，どんどん適応できなくなっ
て，崩れていっている．自分のなかにあるものが怖いのに何ともならな
い，何ともしてもらえないので，ますます焦りなどを感じているのかな．

根本：はい．私もそういうふうに思っています．ただ，入院時から目つき
は鋭かったです．

植田：話を聞く限りでは，この患者さんは何か抑えきれないもの，それが
症状なのか，自身の感情なのかはわからないですけど，それを何とか抑え
込もうとして，声が出なくなっているように思えます．そういう患者さん
を何人もみてきました．声を振り絞っているのは，そのためではないかと
思います．ある患者さんは「本当に苦しくて，“喉が渇いた”と言いたいだ
けなのに，1 tくらいの重しを，はねのけなければいけないくらい大変で
した」と後に語っていました▲11．何だかそれは，重い罰を受けているよう
でもあったそうです．また，別の患者さんは「私が悪いことしたから．実
際には悪いことをしていなくても，したような感じが強まって，自分を傷
つけたくなった．そうしたら楽になるって．今，考えたらおかしいでしょ
う」と言っていました．これまでの根本さんのお話を聞いていると，私が
患者の受けもちだったら何ができるのか，と考えてしまいます▲12．

秋吉：私もそれが知りたいです．

🔖**ファシリpoint！** 植田さんのように発言が多い人の意見に，引きずられ，
　参加者全体がその流れに順応してしまうことがある．事例提供者の話し
　たいことと重なる部分がある一方で，事例提供者の語りたいことから離
　れていくこともありうる．そのため，参加者の関心がどこにあるのかを
　確かめるために，いったん時間を止めて，参加者に今の気持ちを問うこ
　とも大切である．

末安：「それ」というのは，具体的に何？▲13

秋吉：すみません．入院時の様子です．転院させた両親に対してどのよう
な思いだったのだろうと…．

末安：秋吉さんはどのような思いだったと考える？

秋吉：わからないので…，知りたくて．

末安：患者さんの立場になってみると，どうかな？

▲10西池：根本さんは主治医
への信頼が強いのだな．

▲11西池：植田さんは，これ
まで担当していた患者さんを
思い出しながら，事例の患者
さんのことを考えているのだ
ろう．何が一番気になってい
るのだろうか．

▲12末安：植田さんは根本さ
んの立場に立って支持的に
この事例を感じているのだろ
う．患者さんの感情に正面か
ら向き合おうとしているので
はないか．

▲13末安：秋吉さんは植田さ
んの発言に影響を受けてい
るようだが，自分の関心がど
こにあるのか，もう一度考え
てもらう必要がある．

秋吉：（数秒沈黙）．両親はよかれと思って転院させたのだと思いますけど，患者さんからしたら，また新たな人間関係をつくっていかなくてはいけないし，私が患者さんだったら今までの治療は何だったのだろうと，失望してしまう気もします▲14．

末安：確かにそうだよね．以前に入院していた病院から「精神症状は消退傾向」と申し送ってきているくらいだから，安定してきていたとみてよいよね．両親の期待が大きかったのかな．どちらにしても患者さんにしたら突然，治療環境が変わることはとても大きな負担だよね▲15．

🖋**ファシリpoint！** 質問がわかりにくい場合は，必ず事例提供者や参加者にわかるように具体的に話してもらう．何となくわかった感じで進めると，参加者同士で理解のずれが生じるため，ファシリテーターは一つひとつ正確に確認することで患者像を深める．

根本：先ほど話に出た，今回の入院計画では当初，休養と服薬調整を含めた治療が目的で，入院期間は一応，3か月でした．今までの病院であまり治療がうまくいかなくて入退院を繰り返していたようですから，この治療をとりあえずリセットして体調を整えよう，その後，リカバリーしていこう，そして本人の生活ペースがつかめてきたら，レジリエンスですか，周りを味方につけて，健康的な面やこの患者さんの強みを一緒に探し，それを発揮してもらおうという感じで，スタッフは受けとめていました．

植田：最初から，スタッフみんなで前向きに取り組もうとしていたんですね．すごいですね．私の病棟だったらそうなるかな．

後藤：いいですか，お話しして．

佐伯：どうぞ．

後藤：聞いていて思い出す患者さんが何人もいて，自分の病棟にもいます．たぶん20年くらい入院していて，ずっと具合が悪い状態です．一言でいうと，「怖い」となります．怖く見せているのか，本当に怖いのか，わかりにくい人です．だからスタッフは，できたらみんな近づきたくない．それなのに，それだからかな…，患者さんは自分からナースステーションに来て，「俺の金，返せよ」「俺の悪口を言っているな，やめろ，やめろ」と大声ではないですけど，すごい目つきで語気強く言います．かなり独語もあるので会話も難しいです．この患者さんが部屋から出てきたら正直，「当たらず触らずのかかわり」となります．男子閉鎖病棟で，男性スタッフだけが勤務していたので，緊張関係が高まりやすいというか，悪循環だった感じもあります．一人の患者さんの具合いが悪くなったら，他の患者さんも一緒に悪くなるというか．でも先輩たちは「今はまだいいよ，昔はああいう感じの患者さんばっかりだった」と言います．医療観察法ができる前まで，触法関係の患者さんたちがけっこうな数で入院していたので．だから最初は安全性を保つため，スタッフだけでこういう病棟環境を

▲14 西池：本当にそう…．患者さんはスタッフや両親に対して，怒りが湧かないのだろうか．

▲15 西池：事例を深めるにあたり，臨床の状況を確認することは大切であるため，参加者全員で共有しておきたい．

つくったと思っていました．スタッフも，大きい声では言えませんけど，なるべく波風を立てないようにというか，管理的な感じで対応していると思いました．今は少し変わりましたけど，一番は女性スタッフが配属されたことですね．病棟の喧騒が減ったと思います．だから根本さんのお話を聞いていると，すごく反省するというか，自分の病棟のことを思い出して考えてしまいます▲16．

🔖**ファシリpoint！** 参加者の発言と発言のあいだに何が起こっているのかをきちんとみることが必要である．後藤さんは，根本さんの話を聞いて，自身の臨床経験を振り返ろうとしている．他の参加者が，どのように感じているのかを確かめてみるのもよい．

根本：確かに，そういうことはありますよね．私たちの病院ではそういう患者さんを集める病棟はないですけど，私が就職したときには，保護室の多い病棟が，そういう役割をもっていたと思います．

　この患者さんに対しては，波風を立てないようにとは思っていなくて，けっこう，真剣に話し合っていました．患者さん，目つきは鋭かったのですが，おとなしい感じの外見で，廊下ですれ違うとときは目が合っていました．ニコっとするわけではないですけど，小さく会釈をしてくれていましたので，なじんでくれているのかなと思っていました．スタッフのなかには，身長が180 cm近くあるこの患者さんに対して，脅威は言いすぎですけど，少し怖いと思っている人もいました．私はそういう感じはなかったです．

星野：えっ，最初はそういう目立たない印象だったのですか？　今とだいぶ違うのですね．私の病院でも「波」がある患者さんがいて，だんだん薬の調整が進み，いつの間にか「あれっ？」という感じで治まっていきました．患者さんによってですが，どこまでが症状でどこからが副作用なのか，見極めにくいことも少なくないですよね．

根本：ええ，この患者さんは逆に相当に変化したな，変化が大きいなと思っています．しかも，その原因がいまいち定かではないところが一番困っています．薬はそれほど多くありませんので．だからスタッフは，どうしても，以前の病院での患者さんの状態とケアのことが気になっていて．あくまでも想像するしかないのですけど．

秋吉：聞けないですか？

根本：難しいですよね．サマリーはもらっているわけですし．患者さんに聞いても「イエス」「ノー」の答えしかもらえないので．でも入院回数がわかっているだけで8回もあって，そのつど患者さんがどのような思いでいたのか…．スタッフは大変な患者さんが来るのかと思って，構えていましたけど．

星野：う〜ん，確かに転院してくる患者さんって，何か違いますよね．で

▲16 **西池**：重い事例のため，根本さんを支持する形をとりながら解決策を提示しようとする参加者の発言が続いている．結果，全体が根本さんを支持する方向に進み，根本さんの振り返りが重なるばかり．ケアの手がかりを探す方向への転換が必要だ．リフレクティング・プロセスへの切り替えどきを待とう．

もそれは，私たちの受けとめ方なのかしら．

秋吉：受けとめ方？

星野：望んでいない転院の患者さんが多いでしょ？　患者さん自ら希望して転院してくることは，精神科ではほとんどありませんよ▲17．

根本：ああ，でも先ほどお話ししたように，患者さんは入院当初は少し想像と違っていました．せっかく転院できたのだから，「ゆったり過ごしてもらっていいよね」と，スタッフでは話していました．主治医も「しばらく様子をみる」と話していました．ですから特別な指示はありませんでした．でも，スタッフの思っていたことと主治医の考えていたことは一致していたかどうか，きちんと確認していなくて．今考えると，肝心なことは主治医に任せきりだったと思います．

星野：そうでしたか．でも…，そのときは仕方なかったのではないですか？

後藤：そうだよ．根本さんたちはかなりやっていると思うな．他にやりようがないでしょ．情報もないし．

戸村：確かに，この患者さんはこれまでの入院ですごく傷ついて，脅えていたかもしれないですよね．8回ですものね．体重なども気にしていて，それを誰かに指摘されていたかもしれないですよね．嫌な思いをしていたかもしれない．最初は私だって，受けとめるところから始めると思うな．

井高：話したくなっちゃった…▲18．私の担当している患者さんは20歳代で，間もなく30歳になる女性です．入院前に10年以上ひきこもりがありました．入院してきて最初はすごく無口で，話しかけても表情は変わらなくて，「何を考えているのかわからない」と言われていましたが，特に問題はありませんでした．ところが，あるときを境に変わって．突然，暴言・暴力に変化したというか，変身しちゃいまして，周囲は驚きました．入院して1か月くらいで，徐々に，1週間くらいなだらかにかけて変わったと思います．なぜなのか，スタッフで考えましたけど，どうしても原因がわからなくて．「なぜ私がこんなところに入れられなきゃいけないの！出してよ，退院させてよ」と激高します．ナースステーションの窓を叩いたり，壁を蹴ったり，「結婚もしたいのにバカ野郎，ふざけんじゃないよ」と，どなっています．入院時も似たような感じでした．そういう怒りというか，うっぷん晴らしみたいな言動をする患者さんはたまにいます．みなさんの病院でも同じだと思いますけど．

　この患者さん，最初はよかったのに，だんだん…，違うな，突然に症状が変化しました．それも対人関係が悪くなるような言動ばかり…．どなられるスタッフからしたら，「なぜ今なの？」「これは症状なの？」と，一瞬あきらめたり，患者さんの本性ではないと思おうとしたり．患者さんの行き場のない，それまで溜まりに溜った怒りなのか，悲しみなのか，とまどいなのかの判断がつかないですよね．ともかく，そうなってくると暴言を一

▲17西池：望んでいない転院は，先がみえなくなった場合や，家族の希望だけで行われることがある．

▲18西池：参加者も自身の臨床を振り返り，全体的に自分の経験を話したくなっているように感じる．

通り並べ立てて，ぷいっと部屋に戻って会話が難しい状態になります．少し様子をみてから「どうしたの？　大丈夫？」と声をかけて．確かに話をしている内容は，その通りなのでしょうけど，「だったら自分で何とかしなさいよ」と言いたくなります．「人にあたらなくてもいいじゃないのよ」って．言わないですけど．あっ，今，言っちゃいました…．そういう気持ちになりますね．

根本：そこですよ．なかなか言えないですよ．

井高：でも「患者さんは逃げ場がないから，スタッフにあたるのは仕方がないかな，そう思うしかないね」とスタッフと話しています．両親にもあたっていたとしたら，両親の逃げ場がないですものね．スタッフはチームだし，ある程度は打たれ強いですしね．それに，そういう怒りを受けとめてあげられるのはプロの専門職かなって，ナースステーションでは話しています．

根本：そうですよね▲19．患者さんは逃げ場がないですよね．ありがとうございます．確かに私たちの病院も，患者さんが少しでもよくなれるようにという思いで入院を受け入れています．でもスタッフは，患者さんに罵倒されたり，面と向かって否定されたりすることが続くと，なかなか患者さんに寄り添う気持ちにはなりにくいです．

佐伯：それわかる．

根本：それで，これではいけない，やっぱりプロだからスタッフのほうが変わらなくてはいけないと思い直したりしています．先ほど，患者さんの意向というか，肝心の患者さんの回復の目標について，一緒に計画しているようなことを言いましたけど，そうではなかったのだなと改めて思いました．自分が何かをしてあげる，ということではないですけど，患者さんだけが治療を受けて，回復していかなければならないというのは，何だか共通の目標の設定ではないですね．

末安：そうだよね．ケアするとすれば，脅かさないで，追い詰めないで，適度な距離を取ることが必要だと思うけど，根本さんたちのケアはその基本をしっかりと守っている．

　さて，ここから少し，私と西池さんの対話を聞いてもらえますか？　リフレクティング・プロセスとしてみなさん，そのあいだは「聞き役」で私たちの対話に加わることはできませんけれど，いいですか？

一同：（頷く）

🖋**ファシリpoint！** 事例提供者は，通常の事例検討の場合と異なり，リフレクティング・チームがアイデアを掲示しているあいだ，リラックスした状態で自由に聞きながら，内的会話*3に集中することができる．
　リフレクティング・チームとして参加する人は，基本的に全員が発言の機会をもつので，より主体的に事例検討に関与することができる．ま

▲19西池：事例提供者と1人の参加者との一対一のやりとりになっている．参加者それぞれは考えているが，参加者全体で検討を深めることは難しい．

*3：「聞くこと」によって行う自分との会話，あるいは自分の「内なる対者」との会話．3章1-「column」p.31を参照．

た，事例提供者がいかにして事例に関する理解や気づきを深めていくのか，その際に有効な問いかけ方としてどのようなものがあるのか，といった事例検討のプロセスに関する貴重な学びの機会となる．すべての参加者にとって，唯一の正解を競うようなプレッシャーがなく，多様な視点を共有し，それぞれの立場で気づきを深めることができる．

■ リフレクティング・チームによる事例検討（⏱01：04〜）

末安：（西池さんと向き合うように椅子の向きを変える）．今，言ったように私からみるとね，根本さんたちは患者さんのケアに対し，基本的な態度で接しているけど，相手の感情というか，どうしてほしいかという意思が把握できず，患者さんと一緒に回復に向かえるペースが確かめられなくて，ケアができている感じがしていないのではないかと思う．

根本：そうです．

末安：あっ（笑），根本さん，ごめん，話したいだろうけど，ちょっと聞いていてもらえるかな．

根本：すみません．慣れてなくて（笑）．

末安：私も根本さんの立場だと，そうなってしまいそうだけど，これは枠組みとして聞いてもらうのと同時に，今の「そうです」という内的な会話をしながら聞いてもらうことで，自分の感じていることを明確にしていく方法ですので．

　話を続けると，今まで聞いているなかでは，ここにいるみなさんもそう感じているかもしれないけど，根本さんたちは患者さんに対して脅かさないで，配慮も行き届いていると思う．

西池：はい．でも，その後の変化があまりにも大きく，ケアが患者さんの状態の悪化につながるのではないかと，危険すら感じていますね．私の臨床経験でも同様のことがありましたので，無理もないと思います．患者さんを信じたいし，信頼関係を築きたいわけですよね．でも，すぐに近づけるとは限らない．「ヤマアラシのジレンマ」*4ですよね，親しみをもって近づきたいけど全身トゲだらけ．患者さんとの関係は，近づければよいというものではない．わかっていても，苦しんでいる患者さんを目の前にすると，何もできない歯がゆさがある．ケアの機能として，必要なら今すぐに傍らに行く，でも近づきすぎないように遠くから見守るという勇気もいる．

末安：根本さんたちの思いは伝わっていると思うけど．では，なぜ患者さんの苦痛が和らがないのかと思う．入院までの経過を考えると，患者さんはやっと安心できる場所にたどり着いたけれど，親密な関係になればなるほど慎重になっているのではないかな．親密な関係ができるということは，ここから離れられなくなると思い，近づこうにも近づけないという葛

*4：もともとは，針毛に覆われたヤマアラシが，自分の針毛で近づいた相手を傷つけてしまうため，近づきたいのに近づけないという葛藤の比喩として使われた．

藤が生まれるのではないかな．「来るな！」「何で来ないんだ！」という正反対のことを言う，しかも大声で．大声は，強い感情をもっているけれど，攻撃ではない…．自分だけではなく，お互いに傷つくことを望んでいないということではないかな．

西池：根本さんたちは，患者さんの表現全体に対し，患者さん自身に課せられてきたことに対する怒りだと受けとめていますよね．「8回の入院」と一言で言ってしまうけれど，患者さんにとっては一回一回がとても複雑で，耐えきれないような苦しみを受けていたとしたら，単純に病歴と整理できないのは…無理もないです．患者さんはどの時点で，正式な診断を受けて，それをどう受けとめて，統合失調症の治療に向き合っているのか，今はまだわからないです．もしうっすらとでも「病的な体験が病気である」ことを感じているとしたら，逃げ場がないという現実への怒りは，外にだけではなく，実は患者さん自身に向かっていることも考えられますよね．

末安：患者さんの出しているサイン・行動を，「症状悪化」としてみることも判断の一つだけど，自傷に近い行動は放っておけない．でも患者さんが言いたいことがあるのに言えないでいるのなら，どのような行動からもメッセージとしてその意味を受け取り続けたいところだよね．同時に，「どうしたの？ 心配している．何かあれば話せるまで待つので聞かせて」と言って，待つのもケアですよね．患者さんは言葉にできないかもしれないが，相互関係をつくるための取り組みは始められている．

　私たちは患者さんのことがわからないけど，患者さんも私たちを当然だけど知らないのだもの．実はお互いに共通の不安を覚えているのですよ．

　では，そろそろ，みなさんも話したくなっているだろうから，私たちの対話をどういうふうに聞いたのかを聞かせてもらおうか．

■ 事例提供者のリフレクティング・プロセスの感想（🕐01：12〜）

根本：そうだったのですね，よかったです．スタッフはすべての患者さんを肯定的に受けとめているといえる自信がありますが，なぜこの患者さんに対しては，うまくいかないのかと焦っていました．でも，迫りすぎていない，止まるときには止まるケアをしていると言われたような気がして…．違いますか？

西池：違いませんよ．

根本：よかった．何だか少しずつでも回復に向け，しっかりとめざせているチームだと，自信がもてました．患者さんには慌てずに少しずつ関係性をつくって，自信をつけていってもらえたらという感じでいます．

後藤：確かにそうですけど，自分たちの考え方を変えるというのはなかなか難しいですよ．患者さんだってそうだと思うけど．

根本：うん，でも無理には変わらなくていいですよね．だから今思うのは，一日一日…，小さな目標から始めて気がついたら，少しずつ変わって

きているというくらいの目標でしょうかね．まだ具体的にははっきりして
いませんけれど．病棟カンファレンスでも患者さんのことだけではなく，
少しでもスタッフ自身に目を向けるように考え方を切り替えようかなと
思っています．それと同じように，患者さんにも気づいていない自分に気
づいてもらいたいと思っています．欲張りかな．さっきのリフレクティン
グ・プロセスで，具体的に言われたわけではありませんけど，今までと違
う踏み込み方を少し学べたような気がするので．少し言いすぎですかね．

佐伯：他に，意見のある方はいませんか？

一同：（沈黙，2分）

■ 今後のケアの可能性（⏱ 01：27〜）

西池：患者さんはこれからどうなりたいと思っているのでしょうか？

根本：たぶん，もとの自分に戻りたいのかなと思います▲20．

西池：もとの自分というのは，いつの時代でしょうか？

根本：だって…，今の患者さんはすごくつらそうで…．自分に罰でも与え
ているような．スタッフに向けている怒りは，自分への歯がゆさかなとも
思えてきて．そういうふうに思うのは変ですか？

星野：ちっとも変ではないです．

根本：よかった．ずっとお話を聞いて，いや，今回の事例提供者になると
決めてから，これまでの患者さんとのやりとりを振り返って，自分たちス
タッフ，私のかかわりが，間違ってはいなかったと思いますけど，もう少
し違ったかかわりがあったのではないかなと思う気持ちになってきまし
た．いろいろと聞かせていただいていて，みなさんからの意見，どれもあ
りえるのかなと思いました．

末安：あまり全面的に受け入れないほうがいいよ．

根本：そうですね…．でも全面的な受け入れではなくて，もう少し具体的
に今後の取り組みを考えることができるかな，という感じですかね．

井口：あと10分です．

佐伯：ちょうどよい区切りになってきました．根本さん，言い残したこと
はないですか？

根本：この頃，患者さんについて病棟でカンファレンスをする気分ではな
くなっていたのですけど…．他のスタッフはそういうことはないかもしれ
ませんけど，そういう気分でした．でも主治医も含めて，もう一度話し合
えたらいいなと思います．たくさんの意見をありがとうございました．

■ アフターミーティング（⏱ 01：50〜）

西池：みなさん，お疲れさまでした．事例検討で言い残したことがない
か，振り返りをしたいと思います．

根本：もうこの患者さんには手がかりはないと思いこんでいたので，深刻

▲20末安：リフレクティング・
プロセスを聞いてもらったこ
とで，根本さんの患者に対す
る気持ちが切り替わったの
で，今後のケアの展開を検
討したい．

なくらいに…. でも, こんなにたくさんの意見をいただいて, 事例検討の途中からまだまだやれることがあると思えてきました. でも, 途中で「難しいよ」という意見もあって…. でもその意見をいただいたときに, 無理はしないでいいのかなとも思えて, 少し力が抜けました.

西池：私は逆に少し心配になりました. せっかく根本さんがスタッフと新たな気持ちでケアに取り組もうと発言された直後ですものね.

根本：普通はそうですけれど, 何か私, そこで自分でもまだ確信に至っていないと思えて, 心の中で少し笑いました.

末安：やる気に水を差すようなことを言われても, そこで腑に落ちた感じがしたところが不思議ですよね. そこが事例検討の魅力でもありますよね. いろいろな人が自由に発言できるからこそ, です. 予想外の展開によって「思わぬ展開」が生まれる.

根本：どちらにしても新しい取り組みに向かえるか, もう少し考えてもいいですよね.

西池：もちろんですよ. これまで通り時間をかけて丁寧なかかわりをぜひ続けてほしいです. ところでリフレクティング・プロセスはどうでしたか？

根本：私, 「聞き役」と言われていたのに参加しちゃって, すみません. 笑い者ですよね.

末安：全然そんなことはないですよ. 私も逆の立場だったら「心のなかで, 内的会話をしろと急に言われても無理」と思いそうです. 「目の前で自分のことが話題になっているのに発言できないなんて, フェアじゃない」と言うかもしれない. でもこれは治療の枠組みであることは確かなので, 今日を初日として, だんだん慣れていけたらいいですね. それに会話に入りたくなったということは, リアルな話だったといってよいでしょう.

西池：リフレクティング・プロセスを聞いて気づいたことはありますか？

根本：一番は「待つのもケア」というのがよかったです. アクションしながらも無理に答えを求めないというところは, 事例検討では出てこなかったので, 新しい視点だと思いました. といっても, 私たちの病棟で, すでに「待っている」スタッフがいるので, 少し考えさせられました.

西池：司会者の佐伯さんは何かありますか？

佐伯：リフレクティング・プロセスのときは他の参加者と同じように, 「内的会話」をしていたらいのですよね. 初めてなのでどうしたらよいのかと…. でもファシリテーターの2人のお話は, それまでの全体をギュッとまとめた感じがして最初は別な方向に行くのかなと思っていたら, えっ, そんなことを考えていたのかという感じになりました. あと, リフレクティング・チームの進行も管理しなくてはいけないのか, 迷いました.

西池：説明不足ですみません. リフレクティング・チームの会話の司会

は，していただかなくてけっこうです．では，そろそろ時間ですので，今日のとりまとめは記録係にお願いします．できあがったものをいただき，最後の整理は，次回までにファシリテーターもお手伝いします．

まとめ

今回の事例検討では，このグループの1年以上の事例検討会の経験を踏まえ，ファシリテーターの提案で，新たにリフレクティング・プロセスを事例検討の後半に組み込んだ．事前に説明していたものの，参加者全員が初めてのことで戸惑ったかもしれない．

リフレクティング・プロセスは「オープンダイアローグ—開かれた対話」とよばれ，フィンランドのケロプダス病院で取り組まれている「治療者と患者，家族の対話の形を変える」方法として注目されている．詳しくは第3章をご覧いただきたいが，この事例検討では途中で，それまでの事例検討で気になっていることをファシリテーターだけで対話している．

アフターミーティングなどでは通常，ファシリテーターがそれまでの経験から事例検討の振り返りを行い，その日の事例検討の意味や意義を考える．一方，リフレクティング・プロセスは，事例検討の途中に，それを公開で行うイメージである．事例提供者を含めた他の参加者は，そのあいだ「聞き役」に専念してファシリテーター2人の対話を聞く．聞くのと同時に「自分との対話」をそれぞれ行い，事例検討を再開したときにファシリテーターの対話を受けた新たな事例検討を行っていく．

対話をしているあいだは，参加者は発言する必要のない観察者に徹するため，それまでの事例検討を振り返ることができる．また，参加していた事例検討から直接的に得ることができなかった新たな気づきを得られる特徴がある．同時に，どうしても経験豊かなファシリテーターの進行に頼りがちな事例検討中の関係から離れ，ファシリテーターを観察・評価する経験を得て，自分たちの事例検討の方向性をまとめることができる．また，ファシリテーターと参加者の関係が一方的なものから双方向的なものへ変化するという，事例検討でのファシリテーターとの関係性を変える方法として期待される．今回の事例検討でもリフレクティング・プロセス後の展開では，事例提供者はチームとともに歩む方向を示し，「事例提供者の患者に対する気持ち」の話題に戻ることができた．

初めての試みだったが，新たな試みの滑り出しはよいようである．

column

事例がもつ4局面とリフレクティング

図は，本事例の事例提供者である根本さんが提出した事例報告用紙を，「事例がもつ4局面」※にあてはめて整理したものである．

ファシリテーターは事例検討を進めるなかで，まず患者の苦痛の軽減を図るために，かかわりが困難でケアが提供しきれていない状況（図-①）を参加者全員で把握する．同時に，患者に「何かできることはないか」と問い続けている根本さん（図-②）の事例提供をした動機に関心を向ける．「患者の受けもち看護師」である根本さんとスタッフの思いは同じなのか（違いがあるのか），違いがあるとしたら，そのような多様な視点が生まれた背景（図-③）を明らかにする．次に「かかわり始めて2年」という経過のなかで，根本さんは患者とどのような関係性（図-④）を築いてきたのか，受けもった当初と今とでは，患者に対するイメージが変わっているのか（いないのか），などケアの経過を明らかにする．

「患者のことを考えると緊張で眠れなくなる」と話す根本さんの身体や心の反応も心配しつつ，事例検討を展開していく．「何かできることはないか」という思いの裏にある「どうなってもらいたいのか」「何がしたいのか」という根本さんの姿勢や希望に触れることで，根本さんがこれまで培ってきた看護観に触れることになる．

事例検討は，患者をめぐっての語り合いだが，事例がもつ4局面は，局面を行ったり来たりしながら患者を中心に円を描くようにまんべんなく描かれ，整理していく．本事例では「主治医は先がみえない」と，看護師につぶやいており，治療の方向性の迷いが感じられる．そのため，ファシリテーターは診察状況も事例がもつ4局面を整理するための重要な項目として把握する．

本事例では，参加者の質問や関心が，「患者─看護師」の関係になかなか向けられなかったため，事例検討に新しい風を吹き込むためにファシリテーター同士によるリフレクティングを行い，ファシリテーターの感じた「根本さんと患者さんとの親密な関係」に着目した検討をすることで，参加者にも新たな視点を提示したのである．

③ **臨床状況**
・亜急性期治療病棟60床
・夜間スタッフは2人体制
・主治医の診察は，週に4日以上
・主治医は「先がみえない」とつぶやいている
・主治医もスタッフも，患者は幻聴が聞こえているのではないかと推測している

父親：大企業の技術系役員
母親：複数の店を経営し，細かいことにも気がつく
※転院は両親の希望

① **患者**
・男性，23歳
・統合失調症
・過去には摂食障害の診断がある
・目つきが怖い
・全身に力を入れすぎて呼吸困難になることもある
・「自分はもうここに一生いる」と話す

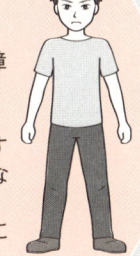

ケア
（何かできることはないか）

④ 「患者─看護師」の関係

② **看護師（根本さん）**
・受けもち看護師
・かかわり始めて2年
・患者のことを考えると「緊張で眠れなくなる」
・何かできることはないか（患者への思い）

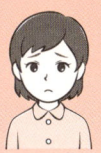

図 **本事例における「事例がもつ4局面」**

※：2章「1．ケアがうまくいかないと感じるとき」p.12を参照．

> ### column
>
> ## 時系列を考えてみる
>
> 　図は，本事例を時系列で整理したものある．この図より，患者は小学生から高校生までは成績上位で，大学受験の失敗を機に，体重の増加，精神症状の出現，精神科への入退院の繰り返しがあることがわかる．特に，事例報告でも詳細に語られていた，精神科医療に初めてかかわることになった出来事を含めた「患者に何があったのか」という一連のプロセスが一目でわかる．
>
> 　患者の希望では，高校卒業後（19～22歳）は，希望大学に通学していたはずである．しかし，発症を機に生活の場の大半が病院となり，患者が想定していなかった人生となり，葛藤が生じ
>
> ているのではないかと考えられる．また，20～21歳にかけての1年間で8回の入退院を繰り返しているため，「自宅での生活は何日送れていたのか」ということにも関心を向けることで，患者のセルフケア能力がわかってくる場合もある．そのため，ファシリテーター自身が時系列に沿っても考えながら，「患者の葛藤（いつ，誰と，どのようなことがあったのか）」「患者の過去のセルフケア能力の変化」について，参加者と検討できるように，事例提供者や参加者に問いを投げかけてみる必要がある．
>
>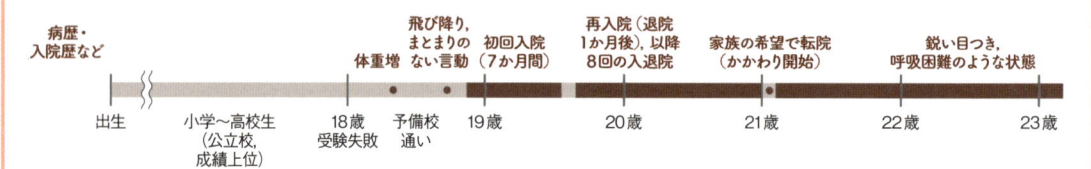
>
> **図　本事例における患者の入院歴など**

付 録

1. 事例報告用紙

2. 事例報告用紙の書き方

3. 患者理解とその説明のために準備しておきたい資料

4. 記録用紙

5. 読んでほしい図書一覧

事例検討会　報告用紙

・事例報告用紙は個人や施設，地域を特定できる固有名詞や表現は避けてください．また，事例検討会以外に使用いたしません．
・事例報告用紙は参加者へコピーを配布いたします．事例検討会後は回収し，シュレッダーにて破棄いたします．

Ⅰ. 事例のプロフィール（入院までの生活歴，入院後の治療，看護の経過など）

年齢（　　　）歳代　　性別（　男　・　女　）　　かかわりの開始（　　　）頃から

Ⅱ. 事例提供の動機（なぜこの事例を選んだのか，何を話し合いたいかなど）

Ⅲ. 問題と感じている出来事と今後の見通し（援助をめぐって感じている困難感や行き詰まり，患者やスタッフの言動に異和感を覚えた気がかりな場面など．プロセスレコードなどの添付も可）

Ⅳ. 事例をめぐる臨床状況（隔離室の有無，他の病棟との連携，スタッフの配置数，主治医の考えなど）

Ⅴ. もし，この事例のかかわりにタイトルをつけるとしたら？

記載日　　　　　年　　　　　月　　　　　日

所属施設／所属部署　　　　　　　　　　　　氏名

事例提出締切日　　　　年　　　　　月　　　　　日

（日本精神科看護協会研修会資料より）

2. 事例報告用紙の書き方

事例検討会　報告用紙

・事例報告用紙は個人や施設，地域を特定できる固有名詞や表現は避けてください．また，事例検討会以外に使用いたしません．
・事例報告用紙は参加者へコピーを配布いたします．事例検討会後は回収し，シュレッダーにて破棄いたします．

I. 事例のプロフィール（入院までの生活歴，入院後の治療，看護の経過など）

年齢（　　　）歳代　　性別（　男・女　）　　かかわりの開始（　　　）頃から

① 氏名：A 氏，B 氏などとする（仮名のものとし，本名のイニシャルは使用しない）．

② 年齢（年代）：実年齢は明記しない．事例報告の際には口頭で説明する（同じ 10 歳代でも，11 歳と 19 歳では発達段階や発達課題が異なり，また出生時の親の年齢や兄弟姉妹との年齢差などを知るのに必要なため）．

③ 主病名：複数の病名があがっている場合は，全てを記入する（心理検査や画像診断の結果なども含む）．

④ 家族構成：長期入院患者などで情報収集が難しい場合，知りえる可能な範囲を記入する．家族との関係性，キーパーソン，面会回数，その様子も記入すると患者像や家族関係がイメージしやすい．

⑤ 生育歴：情報収集が難しい場合，可能な範囲を記入する．カルテに記載されていないことも多いので，本人・家族への確認が必要な場合もある．その際は，かかわりのなかでの自然に聞き取る．情報収集をするためだけに無理な聞き方はしない．学歴は記入するが，出身地，出身校は口頭で説明する．

⑥ 現病歴：主な症状や変化の様子や対処してきた内容，医師の見立てとスタッフの受けとめなどを記入する．

⑦ 入院までの生活歴：入院までの自宅での様子を記入する．現在，状態が悪くても入院までの様子がわかることで，必要な家族調整，地域サービスなどを検討でき，退院目標や治療目標をイメージしやすくなる．

⑧ 入院後の治療：入院形態，入院期間，治療方針，看護計画，評価などを記入する．

⑨ 看護の経過など：患者の普段の様子，ADL，看護師のかかわりなどを記入する．

⑩ 処方内容：これまでの処方の経過，特記すべき副作用とその対処などを記入する．

⑪ 社会資源の有無：生活保護や障害手帳の等級，地域生活支援センター・就労支援事業所・グループホーム・訪問看護などの利用状況，これらのサービスを利用していない場合はその理由を記入する．

⑫ 今後の希望：患者の「今後どうなりたい」「どうしたいと思っているのか」などの希望と，それをいつ確かめたのかを記入する．

II. 事例提供の動機（なぜこの事例を選んだのか，何を話し合いたいかなど）

事例を選んだ理由を記入する．あらかじめ，話し合ってほしい内容が決まっているのであれば，それも記入する．ただし，明確でない場合には無理に記入しなくてもよい．

III. 問題と感じている出来事と今後の見通し（援助をめぐって感じている困難感や行き詰まり，患者やスタッフの言動に異和感を覚えた気がかりな場面など．プロセスレコードなどの添付も可）

① 気がかりに感じていること：事例をめぐるかかわり，状況で気がかりになっていることを記入する．

② 問題や疑問に感じていること：事例をめぐるかかわり，状況で問題や疑問に感じていることを記入する．

③ 気になっている場面：プロセスレコードなど，他の資料を活用して記入することも可．

④ 今後の見通し：現時点で，事例提供者が感じている見通し（見立てや今後の展開の予測）を記入する．

IV. 事例をめぐる臨床状況（隔離室の有無，他の病棟との連携，スタッフの配置数，主治医の考えなど）

① 病院や病棟の特徴：病床数や診療科目，併設施設の有無，急性期治療病棟・療養病棟などの病棟機能，平均在院日数，看護配置基準（看護師の割合＜男女比・年齢層＞など）などを記入する．

② 事例にかかわる関係者の考えなど：今後の方向性（自宅への退院は難しい）や連携機関とのやりとりを記入する．

V. もし，この事例のかかわりにタイトルをつけるとしたら？

事例研究ではないので，タイトルは事例提供者がつけたいと思う自然に思い浮かんだものでよい．事例検討会終了後にタイトルをつけ直すと，得られた「気づき」が反映され，明確になることが多い．記載項目では言い表せない内容がタイトルに表現されることがあるので，記入することが望まれる．

記載日	年　　　　月　　　　日	
所属施設／所属部署		氏名
事例提出締切日	年　　　月　　　日	

（日本精神科看護協会研修会資料より）

3. 患者理解とその説明のために準備しておきたい資料

患者理解用資料
・出生時からの生活史
・家族関係図（家族の離合集散の場合にはその理由）
・発病時期とその時期に患者に関係する出来事
・病状の出現が生活に与えた影響（病状の出現によって失ったこと，失った関係）
・ライフサイクルごとの重要人物（患者との関係を含む）
・社会的事件があったときの患者の年齢と，そのときの患者の社会的な所属，社会との距離
・生活するうえで強迫的にではなく，確実に守っていることがあるか（秘密は無理に暴かない）
・心を許せる人との「出会い」や濃密な人間関係を結んだ人の有無（現在のその人との関係）
・患者のコミュニケーションのスタイル（アイコンタクトやしぐさなど非言語的なものを含む）

記載日　　　　年　　　　月　　　　日

所属施設／所属部署（　　　　　　　　　　　　　　　）　氏名（　　　　　　　　）

事例提出締切日　　　　年　　　　月　　　　日

4. 記録用紙

事例検討会　記録用紙

日時	
場所	
参加者	
司会者	
記録係	
事例提供者	
ファシリテーター	

【事例紹介】

【事例検討の経過】(1～3枚以内)
・事例提供者が事例検討をしてもらいたいと思っていたこと
・ファシリテーターや参加者の重要な発言
・今後の展開について　など

※1週間以内に提出をお願いします　　　　　　　　　　提出先（　　　　　　）

5. 読んでほしい図書一覧

1) 萱間真美, 林亜希子. ケースから学ぶ精神科訪問看護11 事例検討会を振り返って〜事例検討会の意義と進め方. コミュニティケア 2006；8(7)：70-76.

2) 末安民生, アビリティクラブたすけあい. 介護者が安心して働くためのケア者ノート—息ながく続けるための実践法. 筒井書房；2009.

3) 末安民生, 編. 実践に活かす! 精神科看護 事例検討. 中山書店；2013.

4) 末安民生, 編. 精神科 退院支援ビギナーズノート 全訂新版. 中山書店；2015.

5) 鈴木純一. 集団精神療法—理論と実際. 金剛出版；2014.

6) 武井麻子. 感情と看護—人とのかかわりを職業とすることの意味(シリーズ ケアをひらく). 医学書院；2001.

7) 武井麻子. 「グループ」という方法. 医学書院；2002.

8) 武井麻子. グループと精神科看護. 金剛出版；2012.

9) 武井麻子. 精神看護学ノート 第2版. 医学書院；2005.

10) 武井麻子. 精神看護の基礎 精神看護学〈1〉(系統看護学講座 専門分野) 第5版. 医学書院；2017.

11) 武井麻子. 精神看護の基礎 精神看護学〈2〉(系統看護学講座 専門分野) 第5版. 医学書院；2017.

12) 武井麻子. ひと相手の仕事はなぜ疲れるのか—感情労働の時代. 大和書房；2006.

13) 武井麻子, 深沢里子, 春見静子. ケースワーク・グループワーク(社会福祉援助技術各論). 光生館；1994.

14) 武井麻子, 榊 惠子, 他, 訳. Obholzer A, Roberts VZ, 編. 組織のストレスとコンサルテーション—対人援助サービスと職場の無意識. 金剛出版；2014.

15) 武井麻子, 前田泰樹, 監訳. Pam Smith, 著. 感情労働としての看護. ゆみる出版；2000.

16) 鶴見俊輔. 家族とは何だろうか(鶴見俊輔座談). 晶文社；1996.

17) 鶴見俊輔. 期待と回想. 晶文社；1997.

18) 鶴見俊輔. 教育再定義への試み. 岩波書店；1999.

19) 鶴見俊輔. 隣人記. 晶文社；1998.

20) 土居健郎. 新訂 方法としての面接—臨床家のために. 医学書院；1992.

21) 外口玉子. 看護事例検討集1 問われ, 問いつづける看護. 星和書店；1977.

22) 外口玉子. 人と場をつなぐケア—こころ病みつつ生きることへ. 医学書院；1988.

23) 外口玉子, 頼富淳子. "困りごと"からケアは始まる—実践からの学びを支えるスーパービジョン. ゆう書房；2008.

24) 外口玉子, 編. 精神科看護事例検討会ゼミナール 方法としての事例検討. 日本看護協会出版会；1981.

25) 外口玉子, 編. 精神科看護事例検討会ゼミナール2 事例検討と看護実践. 看護事例検討会；1982.

26) 外口玉子, 編. 精神科看護事例検討会ゼミナール4 事例検討と患者ケアの展開. バオバブ社；1984.

27) 殿村忠彦, 笠原 嘉, 訳. Searles HF, 著. ノンヒューマン環境論 分裂病者の場合. みすず書房：1988.

28) 中井久夫. こんなとき私はどうしてきたか(シリーズ ケアをひらく). 医学書院；2007.

29) 中井久夫. サリヴァン, アメリカの精神科医. みすず書房；2013.

30) 中井久夫. 徴候・記憶・外傷. みすず書房；2004.

31) 中井久夫. 「伝える」ことと「伝わる」こと(中井久夫コレクション). ちくま学芸文庫；2012.

32) 中井久夫, 訳. Balint M, 著. 新装版 治療論からみた退行. 金剛出版；2017.

33) 中井久夫, 訳. Herman JL, 著. 心的外傷と回復 増補版. みすず書房；1999.

34) 中井久夫, 訳. Kvarnes RG, Parloff GH, 編. サリヴァンの精神科セミナー. みすず書房；2006.

35）中井久夫，訳．Putnam FW，著．解離—若年期における病理と治療．みすず書房；2001.

36）中井久夫，訳．Sullivan HS，著．精神医学は対人関係論である．みすず書房；2002.

37）中井久夫，訳．Sullivan HS，著．精神医学的面接．みすず書房；1986.

38）中井久夫，安　克昌，岩井圭司，他，訳．Sullivan HS，著．分裂病は人間的過程である．みすず書房；1995.

39）中井久夫，今川正樹，訳．Perry HS，著．サリヴァンの生涯1．みすず書房；1985.

40）中井久夫，今川正樹，訳．Perry HS，著．サリヴァンの生涯2．みすず書房；1985.

41）中井久夫，山口直彦．看護のための精神医学 第2版．医学書院；2004.

42）日本精神科看護技術協会，監．実践精神科看護テキスト〈基礎・専門基礎編〉第1巻 看護実践/看護倫理 改訂版．精神看護出版；2011.

43）日本精神科看護技術協会，監．実践精神科看護テキスト〈基礎・専門基礎編〉第2巻 対人関係/グループアプローチ/家族関係 改訂版．精神看護出版；2011.

44）野村直樹，吉川 悟，青木義子，訳．Anderson H，著．会話・言語・そして可能性—コラボレイティヴとは？セラピーとは？．金剛出版；2001.

45）宮本真巳．感性を磨く技法　第1巻 看護場面の再構成．日本看護協会出版会；1995.

46）宮本真巳．感性を磨く技法　第2巻「異和感」と援助者 アイデンティティ．日本看護協会出版会；1995.

47）宮本真巳．感性を磨く技法　第3巻 セルフケアを援助する．日本看護協会出版会；1996.

48）宮本真巳．感性を磨く技法　第4巻 面接技法から学ぶ．日本看護協会出版会；1998.

49）宮本真巳，編著．援助技法としてのプロセスレコード—自己一致からエンパワメントへ．精神看護出版；2003.

50）村瀬孝雄，近藤邦夫，訳．Erikson EH，Erikson JM，著．ライフサイクル，その完結 増補版．みすず書房；2001.

51）矢原隆行．リフレクティング—会話についての会話という方法．ナカニシヤ出版；2016.

52）矢原隆行，田代 順．ナラティヴからコミュニケーションへ—リフレクティング・プロセスの実践．弘文堂；2008.

53）吉浜文洋．看護的思考の探究—「医療の不確実性」とプラグマティズム．ゆみる出版；2018.

あとがきにかえて

近年は国内外で，自然災害が多く発生しており，不特定の人に対する悪意と殺意をもった行為も多発している．「心の揺らぎ」を強く感じる人々にとっては暮らしにくい日々であり，心を病む人たちにも望ましくない影響を与えているのではないかと危惧している．

近年の精神科医療に関係する事件としては，精神疾患をもつ子どもを家族が監禁していた事件（寝屋川監禁死事件，三田市監禁事件）などがある．精神疾患をもつ患者家族には，「患者について，どこに相談してよいかわからない，相談しにくい現実」があることを示すこれらの事件は，精神科の看護師として，人ごとにできない考えさせられる事件である．人がもつ攻撃性や未成熟さが，家族に内向きの力を働かせたという問題も含んでいるが，いずれにしても，支え合う力や人を育てる力が弱まっている社会のあり方，また，助けを求める人に応えられる社会的なシステムができあがっていないことに問題がある．児童虐待が依然として増え続けている状況をみても，心の問題について，社会全体で考えなくてはならない事態が続いているといえる．

本書は，このような社会の動きがあるなかで，精神科に勤務する看護師が精神科医療のチームにおいて，ますます自己発揮し，望ましいケアをするために役立ててほしいという思いでつくられた．シリーズではないが，先行して2013年に『実践に活かす！ 精神科看護 事例検討』（中山書店）がつくられており，その続編の意味をもつ．また個人的には，精神科に長期入院している患者に対するケアを記載した『精神科 退院支援ビギナーズノート 全訂新版』（中山書店；2015年）の姉妹編として，上梓されたものと位置づけている．この三書に共通しているのは，「かかわりの難しい患者との関係性を，看護師としてどのように築いていくのか」というテーマである．看護師が，精神科の医療職のなかで，数の多さで存在感を示すのではなく，リーダー的役割を果たす存在になろうという意思をもったときに手にしてほしい，「学び」の手引書である．志のある看護師が，ケアを探求しようとするときに役立つ一冊になることを切に願っている．

本書の基盤になっている考え方や模擬事例のもとになっている経験は，全国の看護師との事例検討の実践結果に他ならない．そこに参集した看護師に，深くお礼を申しあげたい．私ともう一人の著者である西池絵衣子は，そこでさまざまな形で事例検討を重ね，ファシリテーターの実践力をつけさせてもらった．

一方で，ファシリテーターになろうとする人のための研修を日本精神科看護協会などにおいて企画するのと同時に，他分野のファシリテーターの養成研修に参加し腕を磨いてきた．

フィンランドのケロプダス病院に対しては，リフレクティング・プロセスなどの新しい臨床の取り組みに関心をもち，スタッフへのインタビューを重ねてきた．この取り組みに関心をもったのは，外国の取り組みだからではなく，ケロプダス病院のスタッフが閉鎖処遇，長期入院という現状に悩み，望ましいケアについて話し合い，よりよいケアを求めて国外まで探し歩いた結果によって取り組まれた方法だからである．また，その探求のプロセスも大切な成果であること，わが国においてもぜひ活用していきたい実践であることを知ることができた．本書によってそれらの成果の一端をみなさんにお伝えできれば，このうえない喜びである．

　本書の制作，編集においては中山書店編集部の島田陽子さんに大変にお世話になった．私の遅筆のための入稿の遅延にもかかわらず，夜を徹しての制作に取り組んでいただいた．お詫びの言葉もないが深く感謝し，お礼を申し上げたい．

末安民生

本書を書き終えて

私が事例検討会と出会ったのは，就職して1年目のときである．就職した病院では，事例検討会が開催されていた．翌年，母校（定期的に事例検討会が開催されている）で初めて事例提供した．事例対象は，当時，勤務していた病棟で出会った若い男性患者さんである．自傷行為がやまず，ケアは思考錯誤の連続だった．その行き詰まったケアについて，病院内では得られない貴重な意見を聞くことができ，また参加者のみなさんから日々の実践の苦労をねぎらってもらえたことで，新たな気持ちでケアに向き合うことができた貴重な事例検討会であった．

この事例提供者の体験がきっかけとなり，事例検討会に関心が高まり，全国各地のさまざまな事例検討会に参加してきた．参加する事例検討会によって，目的やスタイル，進行，展開がそれぞれ異なり，次第に事例検討会の運営についても関心をもつようになった．また，司会（リーダー）の役割を担わせてもらう機会が増え，ここ10年近くはファシリテーターの役割も担わせてもらっている．事例を通して，「ケアの際に生じる困難感」を何とか解決できないものかと改めて感じ，「マイナスな経験をプラスにするケアの展開」について考えるようになった．

ここ数年の事例検討からは，精神科医療を担う看護師や専門職の役割が変化していることを感じさせられる．病院に就職して1年目に出会った患者さんが，「精神科病棟は社会の縮図だね」と話していたことを今でも思い出す．精神疾患は患者さんの生活を大きく変化させる一方で，社会の動きや家族関係から受ける影響がとても大きい．そのことは，精神科医療への期待と役割の変化を生み出し，事例検討へも少なからず影響を及ぼしていると思われる．精神科の看護師が，「かかわりの難しい患者のケア」を「望ましいケア」に展開していこうとしたとき，「患者―看護師」の関係を問うだけでは解決策がみつからない状況が生まれているのではないかと思う．

だからこそ，事例検討会には参加者が「一人の人」として，また「精神科の看護師」として，症状や「患者―看護師」の関係だけではなく，患者や家族の生きる意味や社会とのつながりを含めた，望ましいケアをつくっていくことに大きな価値がある．

事例検討会を経験するたびに，さまざまな参加者の看護観やケアに向き合う姿勢，精神科病院の実情，地域支援など，多くのことを学ぶことができた．患者をめぐって起きている知らない出来事がたくさんあった．そのなかで，事例検討会やファシリテーターの役割について多くの参加者からの質問を受け，さまざまな場で答えてきたが，その質問からは事例検討

会に対するネガティブな感情や，事例検討会を運営するための知識不足を感じることが少なくなかった．本書にその答えのすべてが網羅されているわけではないが，事例検討会を開催するにあたり，少しでもお役に立つことができれば，このうえない喜びである．

　事例検討では「率直な思いを伝える」ということが求められる．ファシリテーターとして，その「思い」をどのように伝えたらよいのかと悩む私に，本書の共著者である末安民生先生はともに事例検討会を経験するなかで，そのつど教えてくださった．改めて感謝の意を伝えたい．

　本書の制作，編集においては，最後の最後までお付き合いいただいた中山書店編集部の島田陽子さんにも深く感謝し，お礼を申しあげたい．

西池絵衣子

索 引

中山書店の出版物に関する情報は，小社サポートページを
御覧ください.
https://www.nakayamashoten.jp/support.html

精神科看護 事例検討 ファシリテーション入門

2019 年 7 月 1 日　初版第 1 刷発行 ©〔検印省略〕

監　　修―――日本精神科看護協会
編　　著―――末安民生，西池絵衣子
発 行 者―――平田　直
発 行 所―――株式会社 中山書店
　　　　　　　〒112-0006 東京都文京区小日向 4-2-6
　　　　　　　TEL 03-3813-1100（代表）
　　　　　　　振替 00130-5-196565
　　　　　　　https://www.nakayamashoten.jp/

DTP 製作・装丁・印刷・製本　　株式会社 真興社

Published by Nakayama Shoten Co.,Ltd.
ISBN 978-4-521-74775-0　　　　　　　　　　　　　　Printed in Japan
落丁・乱丁の場合はお取り替え致します.

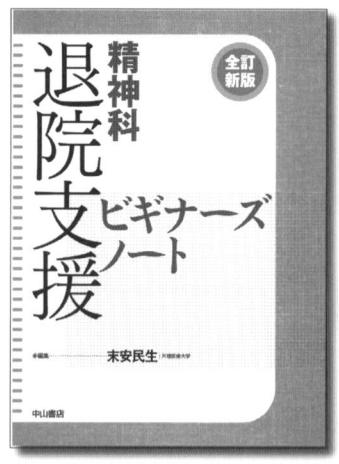

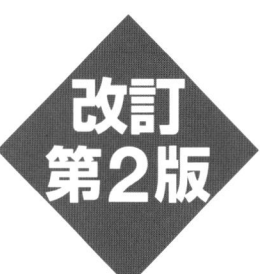
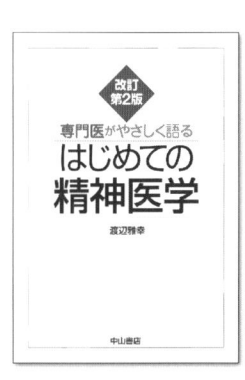

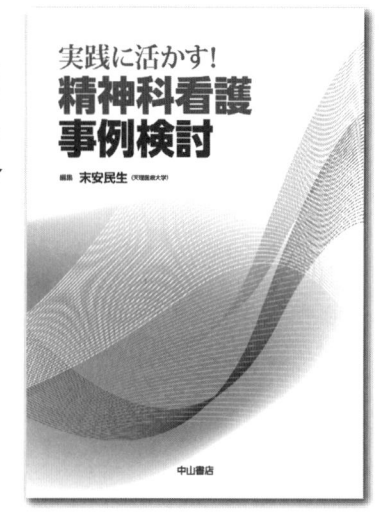